「今、ここ」に意識を集中する練習

心を強く、
やわらかくする
「マインドフルネス」
入門

医学博士・禅指導者
ジャン・チョーズン・ベイズ＝著
高橋由紀子＝訳　石川善樹＝監修

日本実業出版社

HOW TO TRAIN A WILD ELEPHANT
by
Jan Chozen Bays

日本語版序文

「マインドフルネス」という言葉を聞いて、少なからず「アヤしい」と思った人はいるだろうか？　医学の研究者の1人として即答するが、それは大きな誤解である。

マインドフルネスは、マサチューセッツ大学医学大学院教授のジョン・カバット・ジンが開発した、禅から思想などの宗教色を分離した「マインドフルネス低減法」という科学的な研究によるメソッドがベースになっている。いわば、テクニックに近い。

私はハーバード大学に留学した際、病院で実際にがん患者にマインドフルネスを実践している現場を目にしたことがある。これは、がんの痛み自体は取り除くことはできないが、痛みに対する自分の向き合い方は変えられる、という考え方によるものだ。痛みに注意を集中させると、やっぱり痛い。しかし、痛みに対する自分の反応は変えられるというトレーニングだった。

現代は、とくにインターネットの影響から、情報があふれ返っていて刺激が多い。そのようななか、マインドフルネスは医療分野はもちろん、**「今していることに注意を向ける」**という科学的なメンタルトレーニングとして、ビジネス分野でも広がっている。最近では

Google、インテルなどの先端企業でも社員研修に採用している。また、テニスのジョコビッチ選手などトップアスリートも取り入れている。それは「一流」と言われる人ほど、成果を出すためにはメンタルの差が大きいとわかっているからだ。

多くの人は、いかに自分が脳にだまされて生きているかということに気づいていない。無意識のうちに脳にさせられている考えや行動はあまりにも多い。言ってみれば、「脳の奴隷」となっているとも言えよう。

脳は、疲れた、イラつく、つらいなどのネガティブな感情に支配されやすい。それは、脳のなかにある「扁桃体《へんとうたい》」という不安や恐怖などのネガティブな感情を認識する部分が影響している。マインドフルネスは、そのような扁桃体の支配から抜け出して、目の前に起こっていることに気づこうというものでもあり、**「気づきのトレーニング」**とも言われる。

車は、車検に出して定期的に修理してメンテナンスをする。また、体は、食事や睡眠、休息をとるなどしてメンテナンスをする。車や体と同様に、「心」だってメンテナンスが必要である。マインドフルネスは、いわば**「心のメンテナンス」**である。

私自身、Google 社の「サーチ・インサイド・ユアセルフ」というマインドフルネスの研修に参加したのをはじめマインドフルネスを日常に取り入れるようになって、自らの変化を感じている。それまで、私には不満を探すために、毎朝目を覚ましたり1日をすごたりしているようなところがあった。研究者として目覚ましい成果をあげることができずに悩み、「今日も何もできなかった……」というのが口ぐせになっていて、日々が非常に苦しいものだった。

だが、マインドフルネスに取り組むようになって、注意の向け方が変わり、これまで無意識にやりすごしていたことに気づくようになった。自分にとって「何が満足」で「何をしたら1日を満足して終えられるか」に意識が向き、それがわかると自分の満足の置き方が変わった。「今日、何をできたか」ということが喜びになった。

これまでのマインドフルネス関連の本と、この本はとくに次の点で異なる。これまでの本は、「坐禅《ざぜん》をしなさい」「日記を書こう」など「これをやりなさい、あれをやろう」と、読者が今までにやったこともないことに時間をとらせようとしていた。でも、やったこともないことに時間をかけるのは、忙しいから無理となりがちだ。一方、この本は「『身の周りの音』に耳を澄ます」（WEEK9）や「『お腹の空き具合』を意識する」（WEEK49）など、**これまでに「やっていること」をもとに、視点を変えて注意を向けるので実践しやすい。**

よく「感謝をしよう」などと、いいことばかりのポジティブ一辺倒の行動をすすめる本も少なくない。だが、この本は「『イヤだ』という気持ちを意識する」（WEEK35）など、**ネガ**

ティブな感情にも注意を向ける点もバランスがいい。実際に「100歳まで生きるような人は、若いときに苦労をした人が多い。必ずしも苦労が少ない人生がいいわけではない」という研究結果もある。よいか悪いか関係なく、喜怒哀楽のそれぞれに役割があるのだ。

そして、この本で紹介している**53のエクササイズ（＝WEEK）は即効性のあるものが多い。**「『つなぎ言葉』を意識する」（WEEK3）など、無意識でしてしまうことも取り上げている。さらに、細かな指示はとくになく、「ここに注意を向けたらどうでしょう。すると、さまざまな発見がありますよ」というふうに、著者が実際に試して厳選したものをまとめ、かつ押しつけがましくないスタンスもいい。

ただ、1つ注意してほしいのは、うかつに一気に読み進めると、わからなくなる可能性があることだ。「日めくりカレンダー」ならぬ、「週めくりカレンダー」的に、1つひとつの練習をじっくりと味わいながら、それこそ意識を集中して実践してみてほしい。

最後に、「なぜ、マインドフルネスを実践するといいのか」を私なりに解釈すれば、**「今」を充実させるためだ。**「今」という瞬間の連続が人生である。「今この瞬間に、自分はどこに注意を向けるのか」というのが人生をつくっている。

2016年7月　予防医学研究者　石川善樹

はじめに

「マインドフルネスを実践してみたいのですが、何しろ忙しくて、時間がとれそうもないんです……」

そう言う人はたくさんいます。ただでさえ、仕事や家事、子どもの世話などに追われて忙しいのに、マインドフルネスに取り組むとなると、その過密スケジュールのなかにさらに予定を詰め込まなければならないと思っているのです。

じつは、マインドフルネスを生活のなかに取り入れることは、言ってみれば「点つなぎゲーム」か「数字ぬり絵パズル」みたいなものです。

子どもの頃にやった「数字ぬり絵パズル」を覚えていますか？　線で細かく分けられた部分に数字が書かれていて、それぞれの数字が指定する色を塗っていくと、絵が出来上がるパズルです。数の指定通りに塗っていくと、しだいにすてきな絵が姿を現してきます。

マインドフルネスの実践は、これに似ています。**生活のなかのどこか小さな部分にまず働きかけるだけでいいのです。**

たとえば、電話がかかってきたときに、すぐに受話器に飛びつかずに、まずゆっくり3回深呼吸して、それから電話に出ます。これを習慣になるまで1週間ほど続けてみましょう。それが習慣になったら、次は別のマインドフルネスの練習、たとえば、食べるときに意識して味わいながら食べるようにします（詳しくは後述しますが、「WEEK」はどこから始めてもかまわないことから、本文では「練習」と表記しています）。

こうして、「今」に心をとめる習慣が生活に1つ取り込めたら、別の練習を取り入れます。すると、**1日のうちに「今このとき」に心を置いて、それを味わう瞬間がだんだん増えていきます。**そして、やがて「目覚め」という至福の経験が、パズルの絵のように姿を現してきます。

本書で紹介する練習は、生活のなかのいろいろな部分を取り上げ、みなさんがそれらをマインドフルネスの暖かな色で、1つずつ塗っていけるようになっています。

私は瞑想の指導者で、オレゴン州にある禅宗の寺院に住んでいます。小児科の医者でもあり、妻でも、母親でも、祖母でもあります。ですから、日々の暮らしがどれほど大変で煩雑《はんざつ》なものかもよく承知しています。

そういう忙しい毎日のなかにあっても、心を見失わず幸せで安らかでいられるように、こ

れらの練習法を考えました。暮らしの小さな瞬間を味わって楽しみたいと思う人に、これから紹介する53の練習をおすすめします。

1か月もかかるメディテーション研修に参加したり、寺院に住み込んだりしなくても、心の平安と生活のバランスを取り戻すことは誰にもできます。みなさんが手にしているこの本のなかに、その方法が紹介されています。

毎日少しずつマインドフルネスの練習をしてみませんか? **今みなさんが生きているその人生に、満足と充実を見出すことができるのですから。**

「今、ここ」に意識を集中する練習　目次

PARTⅡ　マインドフルネスを日常で実践する53の練習

装　丁　杉山健太郎
イラスト　橋本豊
ＤＴＰ　アイ・ハブ

PART I

マインドフルネスによって、もたらされるもの

マインドフルネスとは何か？なぜ大事なのか？

最近マインドフルネスに対する関心が、研究者、心理学の専門家、医者、教育者、それに一般の人たちのあいだで、非常に高まってきています。膨大な科学的研究が、マインドフルネスが心身の健康に及ぼす利点を、次々に明らかにしているからです。

では、そもそも「マインドフルネス」とはいったい何なのでしょう？　私がいつも使うマインドフルネスの定義は、次のようなものです。

マインドフルネスとは、自分の体や頭や心のなか、さらに身の周りに起きていることに意識を完全に向けること。批判や判断の加わらない「気づき」

私たちは、マインドフル（マインドフルネスな状態）なときもあれば、そうでないときもあります。たとえば、車を運転するとき、みなさんはハンドルに置いた手をどのくらい意識しますか？　運転を習い始めたばかりの頃、その手はハンドルをぎこちなく左右に回していたでしょう。方向を直そうとすると直しすぎてしまって、車はジグザグに進んでいきます。ただ、そんなとき意識は研ぎ澄まされて、完全に運転に集中していたはずです。

しかし、やがてその手はハンドルの操作にすっかり慣れ、微妙な動きも自動的にできるようになります。ハンドルに置いた手に意識を向けなくても、車はスムーズに真っすぐ走っていきます。それどころか運転しながらおしゃべりすることも、食べることも、ラジオを聴くこともできます。

ふだん運転しているときに、ほとんど自動運転のようだったという経験がないでしょうか？　車のドアを開け、ポケットのカギを探って差し込み、注意深くバックして道に出たところまでは覚えています。最後に目的地のパーキングに車を入れたのも覚えています。では、家と目的地のあいだの40分間はどうなっていたのでしょう？

そのあいだに通りかかった信号は青だったのか、それとも赤で止まったのか――。そのあいだ、あなたの意識は休暇を取って、楽しいところか苦悩に満ちたところかわかりませんが、どこか遠くに行っていたのです。目的地について意識が目覚めるまで、体は勝手に、ほかの車のあいだをすり抜け、信号の指示に従い、器用に自動運転をしていたわけです。

それは、悪いことなのでしょうか？　もちろん、罪悪感を覚える必要があるようなことではありません。何年間もこういう自動運転で事故も起こさずにいるのであれば、それは運転技術がかなりのものだということです。

でも、体が何か1つのことをしているときに、意識がどこか遠くに行ってしまっている時間が多いというのは、寂しいことだと言わざるを得ません。**自分がそこに存在しないという状況で、人生の大半を生きていくからです。**こういう状態だと、常に漠然と満たされない気持ちになります。それは、身の周りのモノや人と、自分とのあいだに「埋められない溝」のようなものを感じるからで、幸せな人生を送ることの妨げとなります。この「溝」の感覚が、深い疑念や孤独感にさいなまれる瞬間を生じさせるからです。

誰もが必ずこういう苦悩を経験するという事実を、釈迦は「第一の真理」と呼びました。もちろん人生には多くの幸せな瞬間がありますが、友だちが帰ってしまったとき、ひとりぼっちのとき、疲れているとき、失望したとき、悲しいとき、裏切られたと感じたときなどに、不満感や不幸感が頭をもたげます。

そういうとき、人は簡単に手に入る特効薬を試します。食べ物、ドラッグ、セックス、仕事、酒、映画、買い物、ギャンブルなどで、それらによって日々の寂しさから逃れようとします。これらの特効薬はどれも、少しのあいだは効力を発揮しますが、ほとんどは副作用があります。借金漬けになったり、心神喪失になったり、逮捕されたり、愛する人を失ったりする可能性があり、そうなると苦悩は長期にわたって悪化していきます。市販の薬には「一時的な対症効果のみ。症状が長引く場合は医者に診てもらってください」と書かれていますが、それと同じ警告が必要です。

私はこれまでの長い経験から、繰り返し襲ってくる不快感や不幸感をやわらげる確かな治療法が1つだけあることを発見しました。それを自分にも処方し、たくさんの人たちにも処方して、目覚ましい効果を確認しています。それが、日々「マインドフルネスを練習すること」です。

すべてをありのままに受け入れて「今、ここ」にいることを学ぶと、人生の不満の多くは消えていき、小さな喜びをたくさん見出せるようになります。マインドフルな「気づき」の瞬間は、誰にも経験があると思います。対象を完全に意識していて、すべてが明らかでまざまざと感じられるような瞬間が、少なくとも一度はあったのではないでしょうか？　何か特別に美しいものを見たときや、激しく胸を打つ出来事を経験したときです。

たとえば、わが子が誕生する瞬間、あるいは愛する人の死の瞬間などです。また、運転していた車が横滑りした瞬間などもそうです。時間はスローモーションのように流れ、人は事故が起きる経過、あるいはかろうじてまぬがれる経過を凝視しています。

でも、マインドフルな気づきの瞬間は、別にそんな劇的なものである必要はありません。道を歩いていて角を曲がったときに、一瞬すべてが輝くこともあります。

私たちが**「ピーク・モーメント」**と呼ぶそれらの瞬間には、意識が完全にそこにあります。生命と意識が一体となります。自分と外界を隔てる溝は閉じ、苦悩は消失し、満足感を覚えます。というより、**満足感も不満感も超越した状態**と言えるでしょう。私たちはその瞬間に存在しています。「今」という時間と一体です。釈迦が**「悟り」**と呼ぶ、素晴らしい状態を一瞬味わったことになります。

ただし、これらの瞬間はどうしても色あせていき、また切り離された不満な状態に戻ります。「ピーク・モーメント」も「悟り」の状態も、無理に生じさせることはできませんが、「マインドフルネス」というツールを使うと、不幸感をもたらす溝を閉じることができます。

マインドフルネスは、体と心と頭を1つにして、意識を集中させます。そのように統一された状態になると、自分と周囲のバリアがしだいに薄くなって、ついに消え去る瞬間が生じます。すべてが1つになって清らかで平和な時間が現れます。多くの場合はごく短いあいだですが、まれに生涯続くこともあります。

マインドフルネスがもたらす効能

マインドフルネスの練習から得られる恩恵は数多くあります。

アメリカのロチェスター大学の研究者、ブラウンとライアンが行なった幸福の研究からは、**「マインドフルの度合いが高い人たちは、繁栄（フラリッシュ）していることが多く、精神的にも健康である」**という結果が出ています。

マインドフルネスは精神の健康にとっても、体にとっても有益なのです。私が勝手にそう言っているわけではありません。この本で紹介している練習を1年間試して、生活にどんな変化が起きるか見てください。

私が確認することのできた、マインドフルネスの恩恵を次ページからいくつか挙げます。

1　マインドフルネスはエネルギーを節約する

何かが上手にできるようになるというのは、よいことです。しかし、スキルを身につけることによって、それを無意識のうちにするようになってしまう、というのは不幸なことだと言えます。なぜ不幸かというと、**人は無意識でいるあいだ、人生の多くを失っているからです。**

心は「今、ここ」からチェックアウトしているとき、次の3か所のどこかに行っています。「過去」「未来」「空想の世界」です。これらの3つの場所には、現実が存在しません。現実は今いるこの場所にあり、みなさんが本当に生きているのは、「今」という時間だけです。

人間にだけ与えられた「過去を思い出す能力」は、特別の恩恵です。この能力のおかげで、私たちは過ちから学び、不健全な生き方を軌道修正できます。しかし、**意識が過去に戻っていくと、自分の過ちについて、くよくよ思い悩み始めてしまうのも事実です。**「あのとき、こう言っていれば……、彼女はたぶんこう答えたかも……」などと。困ったことに私たちの頭は、自分がよほどの愚か者だと思い込んでいるようです。過去の過ちを何度も思い出しては、自らを責めたり批判したりします。

みなさんは、不快だとわかっているDVDをわざわざお金を出して借りてきて、数えきれないほど何度も見たりしませんよね。それなのに頭のなかでは、同じ不愉快な思い出を何度も何度も上映して、そのたびに苦痛と屈辱を味わうのです。子どもが何かささいな悪さをしたときに、何十回も繰り返し叱ったりしませんよね。それなのに、かわいそうな自分に対しては、過去の出来事を何度ももち出し、怒りをぶつけて辱《はずかし》めるのです。

私たちの頭は、「自分がまた間違った判断をしたり、無知や不注意による失敗をしたりするのでは？」と恐れているようです。自分が過去の過ちから学ぶ知恵があり、再び同じ間違いをしない賢明な人間であることを、まったく信じていないかのようです。

皮肉なことに、頭が不安でいっぱいの人は、自分が最も恐れていた状況を生み出してしまうことが多いのです。**過去を思い返して後悔に浸っていると、現在のことがおろそかになるからです。**

人は「今」の瞬間にいることができなければ、賢く行動することも、うまく行動することもできません。したがって、恐れていた過ちを再び犯しやすくなります。

未来のために計画を立てる能力もまた、人間の脳だけに与えられた特別の恩恵です。そのおかげで、前に進むための地図とコンパスをもつことができ、間違ったほうに曲がったり、遠回りの道に入り込んだりせずに済みます。人生の最後に、これまでの生き方と成し遂げたことに満足できる可能性が高くなります。
ところが、頭が不安でいっぱいになっている人は、未来に関してありとあらゆる悪いことを考えて計画を立てようとします。当然ながら、そのほとんどは実際に起こらないことです。そんなふうに、**しょっちゅう未来にジャンプすることは、頭と心のエネルギーの無駄づかいです。**

何が起こるかわからない未来への準備で一番大事なのは、計画は常識的なものにしておき、今現在起きていることに意識を集中することです。そうすれば自分に向かって流れてくるものごとを、明晰で柔軟な頭と、開かれた心で迎えることができます。そしてその時どきの現実に臨機応変に対応して、計画を修正することができます。

頭はまた、空想の世界に遊ぶことも好きです。頭のなかのビデオで、現実とは違う別の自分の物語を見るのです。有名人になった自分、ハンサムな自分、権力をもった自分、才能豊かな自分、成功している自分、金持ちの自分、愛されている自分。空想のなかでは、どんな物語も見ることができます。
人間の脳のもつ空想力は素晴らしいもので、それが創造性の土台となります。画期的な発明、新しいスタイルの美術や音楽、新たな科学的仮説、これまでにない建築を頭に思い浮かべられるのも、人生の新たな一幕を計画できるのも、この能力の働きです。
ただ残念なことに、この想像する能力が逃げ道として使われることがあります。現在の状況の不快さ、何が起こるのかわからない不安、次の瞬間（1時間後、1日後、1年後）に悪いこと（死など）が起きるかもしれないという恐怖、などからの逃げ道です。しょっちゅう空想や白昼夢《はくちゅうむ》にふけることは、目的をもった創造性とは違います。
「創造性が湧くとき」というのは、心がニュートラルで、澄んだ状態にあるときで、そういうときに真っ白なキャンバスに新しいアイデア、方程式、詩、メロディ、色彩が生じるものです。

意識が過去や未来や空想の世界へ繰り返し出かけて行くことは、エネルギーの無意味な浪費です。**そこから意識を引き戻し、実際にいろいろなことが起きている、この現在に落ち着かせることが大事です。**それが脳のエネルギーの節約になります。そうすれば脳は、いつもさわやかでオープンで、何が起きてもすぐに対応できる状態でいられます。

これはささいなことに聞こえるかもしれませんが、大切なことです。私たちの脳は、ふつうは休みません。夜寝ているあいだも活動が続いていて、不安や日々の出来事を混ぜ合わせて夢を作り出しています。私たちは、体は休ませなければ機能できないことを知っていますから、少なくとも毎晩数時間は横になって体をリラックスさせますが、**脳もまた休みが必要**

だということを忘れています。脳が休憩できるのは、現在の瞬間だけです。出来事の流れのなかに身を置いてリラックスするときに休むことができます。マインドフルネスの練習をしていると、頭が過去や未来に出かけて行ってエネルギーを浪費していても、「今」の瞬間に立ち返ることを思い出せるようになります。

2 マインドフルネスは、心を鍛えて、やわらかく強くする

体が鍛錬可能であることは誰でも知っています。体操選手のように柔軟になることも、ピアニストのように巧みな動きを習得することも、重量挙げの選手のように強靭《きょうじん》になることも可能です。でも、心もまた育成できることはあまり知られていません。

釈迦は「悟り」を開く直前に、自分が何年もかけて心を鍛えてきたことを語っています。訓練によって、自分の心が集中力をもち、清められ、明瞭になり、汚れがなくなり、可鍛性ができ、扱いやすく、欠点がなくなり、ものごとに動じなくなったというのです。

マインドフルネスを練習すると、心は常に何かに占領されている状態から脱し、各自が選

んだ自分の人生の一面を輝かせることができるようになります。心を軽く、力強く、柔軟で、集中すべきところに集中できるように鍛えるからです。

釈迦は、**「心を育てるのは、森に住む野生のゾウを飼いならすようなものだ」**と言っています。野生のゾウはそのままでは、モノを壊したり、作物を踏み荒したり、人を傷つけたりすることがあります。粗野で気まぐれな私たちの心もそれと同じで、自分や周囲の人を傷つけかねません。人間の心は、私たちが思う以上に大きな能力とパワーをもっているのです。

マインドフルネスは、そんな心を調教するための有力なツールです。マインドフルネスの練習をすると、洞察力や親切心や創造性など、心の真の可能性を引き出すことになります。

釈迦は、野生のゾウを捕らえてジャングルから引き出してきたときには、「まず杭《くい》につながなければならない」と言いました。心の場合、その杭に当たるものが、呼吸、食事、姿勢など、マインドフルネスで練習することです。それらによって心をつなぎ留め、離れてもまた元の同じところに戻ってくるようにします。すると、心が落ち着きを取り戻し、気が散らなくなります。

野生のゾウは、いろいろな野生の習慣を身につけています。人が近づくと逃げ出します。怖がらせれば反撃に出ます。人の心もまた同じです。危険を察知すると、現実から逃避しようとします。都合のいい空想に浸ったり、将来の復讐を誓ったり、さもなければ感情を失ってしまったりすることもあります。恐れを感じると、怒りにまかせて相手を攻撃することもあれば、非難の矛先が自分に向かい、自らをさいなむこともあります。

釈迦の時代、人々はゾウを飼いならして戦争に行きました。したがってゾウは、戦争の騒音や混乱のなかでも逃げ出したりせず、ちゃんと指示に従うように訓練されたのです。心もまた、マインドフルネスの練習によって訓練されると、現代の生活のめまぐるしい変化のなかにあっても、真っすぐ立っていられるようになります。

鍛えられた心は、人生で避けがたく遭遇するさまざまな困難を前にしても、冷静で安定した状態でいられます。最終的には、困難から逃げ出すことなく、逆境が心身の安定性を試し強めてくれるのだと思えるようになります。

マインドフルネスが身につくと、条件づけられて習慣になっていた自分の「逃げる姿勢」に気づき、別の生き方をしてみようと思うようになります。耳に届く音、肌に感じる感覚、目がとらえる色や形などを含め、「現在の瞬間に実際に起きている出来事」のなかに意識を置く生き方です。

マインドフルネスの練習によって心が安定すると、人生に起こる予期せぬ出来事にも、それほどひどく動揺しないようになります。マインドフルネスを根気強く、十分に練習すれば、最終的には起きることすべてに興味をもつようになり、逆境にも、近づきつつある自分の死にさえも、そこから何が学べるだろうと好奇心を覚えるようになります。

3 マインドフルネスは「不安」や「恐れ」を消す

心が過去、未来、空想の世界を徘徊《はいかい》しているとき、その心の動きのほとんどは、意味がないだけでなく破壊的です。自然環境に害がある燃料をエネルギー源としているからです。その燃料とは「不安」です。「不安と自然環境にどんな関係があるのだろう？」と思ったのではないでしょうか。ふつう自然環境というと、たいていは生態系、たとえばバクテリア、菌類、植物、野生動物などが関わり合う世界を指すと思います。でも生態系は、エネルギーの交換によって成り立っていて、不安というのは一種のエネルギーです。

たとえば、妊婦が慢性的に不安を抱えていたとすると、その不安は、血流や栄養やホルモンに変化を起こし、お腹の赤ちゃんに悪影響を与えることはよく知られています。妊婦に限らず、人が不安を抱えていると、体内のたくさんの生命体、たとえば心臓、肝臓、腸、何十億もの腸内バクテリア、皮膚の細胞などに悪影響を及ぼします。

さらに、恐怖や不安の負の影響は、身体内部にとどまりません。その人が接するすべての人に影響します。**「恐れ」というのはとても感染力が強いので、家族に感染し、地域に広がり、全国に拡散します。**

マインドフルネスという状態は、心を不安や恐れのない場所に置くことでもあります。私たちがその場所に見出すのは、「機知」「勇気」「静かな幸福感」などです。

では、その場所とはどこなのでしょう？　それは地理的な場所でも、時間的な場所でもありません。「今」という流れる時間です。**不安は、過去と未来を考えることによってかき立てられます。それらの考えを取り除くことにより、不安は消えて心は落ち着きを取り戻します。**

そういう考えを取り除くにはどうしたらいいでしょう？　それには、一時的に心から「思考」のエネルギーを取り去り、それを、現在を意識するほうに使うことです。このように**意図的に心を「気づき」で満たすことが、マインドフルネスの本質です。**リラックスしていながら意識が集中している状態は、自分や周りの人の不安や恐れの毒を消します。こうして、その人を取り巻く環境がいい状態に変わっていきます。

4 マインドフルネスによって、「今このとき」を生きられるようになる

人間が本質的にもっている「飢え」は、食べ物に対するものよりも、むしろ人との親密な関係に関するものです。親密な関係が生活から失われると、私たちは疎外感と孤独を味わい、心細くなり、愛情に飢えた状態になります。

ふつうはこの親密さをほかの人間に求めます。しかしパートナーでも友人でも、いつでもこちらの欲する通りにしてくれるわけではありません。しかし幸いなことに、私たちには豊かな親密さの感覚をいつでも得る手段があります。**シンプルに前に向き直って、人生を受け入れればいいのです。**これには少々勇気がいります。そして意図的に五感をオープンにして、自分の心身と周囲の環境に起こっていることに、意識を集中する必要があります。

マインドフルネスは、うそのように簡単なツールで、私たちを「気づき」の状態にしてくれます。意識が目覚め、「今このとき」に生きられるようになり、人生をより豊かに送れるようになります。私たちは日々の生活のなかでしょっちゅう無意識に行動していて、大部分の時間「今このとき」から離れてしまっています。マインドフルネスの練習によって、その

いらだたしい溝が埋まり、周囲の人々とのあいだの目に見えない壁が取り払われます。

5 マインドフルネスは「動じない心」を育む

マインドフルネスによって、不快な経験にも動じずにいられるようになります。

通常、私たちは環境やほかの人たちを変えて、自分が快適になるように調整しようとします。エネルギーを使って部屋の温度を最適にし、明るさを調整し、部屋によい香りを漂わせ、文句なしの食事を求め、ベッドやイスをほどよいやわらかさにし、壁紙の色を好みのものにし、家の周辺を整え、周りの人々――子どもやパートナーや友人や同僚やペットも自分の好みの状態にしようとします。

しかしどんなに頑張っても、ものごとは自分が欲する状態のままではいてくれません。いずれ、子どもは反抗し、料理は焦げつき、暖房は壊れ、自分自身も病気になります。

それでも、**「今このとき」にいて心を開き、自分にとって快適とは言えない状況や人々を受け入れることができれば、その不快さの威力は弱まり、恐れたり、反撃したり、逃げたり**

する必要がなくなります。何度かそういうことを乗り越えると、自分でも驚くほどの力がつき、目まぐるしく変化するこの世界で、何があっても幸せでいられます。

6 マインドフルネスは「心の声」に耳を澄ます

マインドフルネスのツールは、生活のなかのさまざまなちょっとした行動に意識を向けることです。現代生活の煩《わずら》わしさのなかで、精神生活を充実させたいと思う人たちにはとくに役に立つと思います。

禅の鈴木俊隆《しゅんりゅう》老師（1960年代にアメリカ西海岸で禅を広めた曹洞《そうとう》宗の僧侶）は、かつてこう言いました。

「禅は、とくに興奮するようなものではない。日々の当たり前の行動に集中するだけのことだ」

マインドフルネスの練習によって、私たちの集中力はこの体に、この時間に、この場所に戻ってきます。まさに、そこが「神性《しんせい》」とも言える永遠の存在に触れられる場所なのです。

マインドフルの状態にあるとき、人は自分だけに与えられた人生のそれぞれの瞬間のありがたさに気づきます。 マインドフルネスとは、お返しのできない贈り物に対する感謝を表現する方法です。与えられたものに意識を向けることが、絶えざる祈りと感謝の行為なのです。

本当の祈りとは、何かをお願いすることではありません。**深く耳を澄ますことです。** 耳を澄ませば、自分自身の「思考」さえも耳障りで邪魔になることがわかります。思考を手放せば、心の奥の深い静寂と受容のなかにいることができます。

心のなかで、そういう寛大な静けさが保てれば、さまざまな内なる声に惑わされたり、「どの声に従うか」で悩んだりすることがなくなります。心のなかの感情のもつれに注意を払う必要がないからです。

何か1つの行動にマインドフルネスを取り入れ、それができたらさらにもう1つ、またもう1つとマインドフルネスを取り入れていくと、それぞれの瞬間のそれまで知らなかった不思議さに気づくようになります。そして、自分に起こる出来事はすべて受けとめる準備ができます。ティーカップをもったときに手に伝わる温かさ、肌に触れる繊維のやわらかさ、雨だれの奏でる巧みな音楽、命をもたらすこの1回の呼吸などの小さな贈り物もそうです。

マインドフルネスについての誤解

マインドフルネスはいくつかの点で、誤解されやすいようです。

まず、マインドフルネスの練習とは、「何かを一生懸命に考えること」だと思っている人たちがいます。

実際には、思考の力は、「今日は姿勢を意識しよう！」などと何かの練習をしようと考えるときと、「そうだ、姿勢を意識するんだった！」などと練習中にさまよい出た心を引き戻すときにしか使いません。

練習がいったん始まれば、思考は手放してしまって大丈夫です。**思考が静まると、心を開いた「気づき」の状態に入ります。心は集中した状態で体のある場所に留まるようになります。**

もう1つの誤解は、マインドフルネスの練習とは、「すべての動作を非常にゆっくりすること」だというものです。**実際には、動作をどのくらいの速さでするかは問題ではありません。**ゆっくり行動しても、意識がお留守になっていることはあります。むしろ動作を速くしたときのほうが、間違いを避けようとして意識が集中することも多いです。

本書で紹介するマインドフルネスの練習のうち、たとえば「マインドフルに食べる練習」などは、たぶんゆっくりしなければならないでしょう。ほかの練習でも、いつもの行動をする前に、心と体を1つにするために3回深呼吸して心を落ち着かせるなど、少々動作をゆっくりにすることが求められるかもしれません。

しかし、それ以外の練習の場合は――たとえば座っているとき、歩いているとき、走っているときに「足の裏に意識を集中する練習」などは、どんな速さで行なってもかまいません。

3つめのよくある誤解は、マインドフルネスは「時間が限られた練習」だというものです。たとえば、30分間座って瞑想するものなどと思われがちですが、マインドフルネスは生活のなかのあらゆる行動に広がってこそ役に立つのです。

朝起きること、歯を磨くこと、ドアを通ること、電話に出ること、人の話を聞くことなど、**日常の当たり前の行動のなかに、深い気づき、好奇心、発見の感覚を見出せるようになると、効果が表れます。**

本書の使い方

本書は、マインドフルネスを日々の暮らしのなかに取り入れる方法を、数多く紹介しており、それらを「マインドフルネスの練習」と呼んでいます。

これはマインドフルネスの「タネ」と考えてもいいかもしれません。このタネを植えると、生活のなかのあちこちで、マインドフルネスが育ってきます。みなさんはそれを眺めて、やがて日々その果実を摘み取ることができるでしょう。

それぞれの練習は、いくつかのパートに分かれています。

・**「どんな練習?」**という、まず内容の説明があります。

・**「取り組むコツ」**として、1日、あるいは1週間、忘れないためのアイデアを示しています。何年もやってきた経験から、このマインドフルネスの練習で一番難しいのは、それを忘れないことだということがわかっています。そこで、その日1日、あるいは1週間のあいだ、その練習を思い出すための工夫をいろいろと考えました。よくやるのは、言葉や絵を書いた紙を、よく目にする場所に貼りつけておくことです。思い出すための簡単な言葉が、www.shambhala.com/howtotrain に掲載しているので、よかったらプリントして使ってください。

・**「この練習による気づき」**というパートでは、練習を実践した人たちが報告してくれた考察、気づき、困難と、関連のある研究結果などを述べています。

・**「深い教訓」**というパートでは、テーマをさらに掘り下げ、練習に関連した幅広い人生の教訓について述べます。それぞれの練習は窓のように、目覚めた暮らしがどんなものかを垣間見せてくれます。

・**「自分を変える言葉」**を最後に書いています。これは練習の大事なポイントで、これを読むと練習を続けたくなるはずです。

本書の使い方の1つは、次のようなものです。毎週どれか1つ「どんな練習？」と「取り組むコツ」を読みます。その先はまだ読みません。思い出すための言葉や絵を目につく場所に貼り出して、忘れないようにします。

練習をしながら1週間の半ばまできたら、「この練習による気づき」を読んで、同じ練習を試したほかの人たちがどんな経験をし、どんな洞察を得たのかを知ります。

おそらく、みなさんは練習のやり方を手直しするだろうと思います。1週間たったら、「深い教訓」を読み、それから次の練習に移ります。

私の寺院では最初の練習から順番に、1週間に1つずつ1年かけて行ないます。みなさんも、そんなふうにやってみてはいかがでしょう。新しい練習を月曜日に始め、次の日曜日までに「自分を変える言葉」まで読み終え、日記やブログに感想を書いてもいいでしょう。

また、そのときの状況にぴったりの練習がある場合は、順番にこだわらずにそれを優先させてもかまいません。私たちも、ある練習から次々に洞察が得られる場合や、それにさらに習熟したいと思う場合などは、同じ練習を連続して2、3週間行なうこともあります。

寺院でやっているように、ほかの人たちと一緒に練習するのも楽しいものです。マインドフルネスのグループをつくって、どれか1つの練習を選び、各自で1、2週間練習し、再び集まって学んだことについて話し合うというのもよいでしょう。

何よりも続けることが大事です。

1週間マインドフルネスのツールを使うと、それが習慣になって、マインドフルネスの能力が次々に発展していくのが望ましいのですが、私たちは人間ですから、どうしても習慣に流されて、何でも無意識にやるパターンに戻ってしまいます。

だから寺院では、マインドフルネスの練習を20年間行なってきても、まださらに新しい方法を考え続けているのです。「気づき」への道の素晴らしいことの1つは、その道に終わりがないことかもしれません。

PART II

マインドフルネスを日常で実践する53の練習

WEEK1

「利き手でないほうの手」を使う

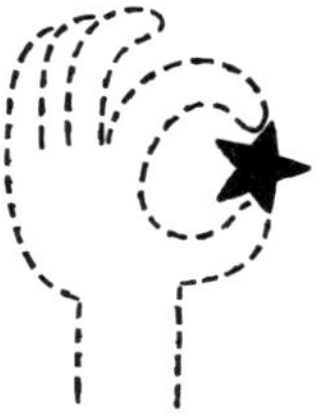

どんな練習?

日々のごくふつうの動作を、「利き手でないほうの手」を使ってやってみます。

たとえば、歯を磨く、髪をとかす、食事をする（全部は無理でも一部だけでも）などの動作を、右利きの人は左手で行ないます。

さらに頑張ってみようと思う人は、字を書くことや箸を使うことにも、利き手ではないほうの手で挑戦してみてください。

取り組むコツ

1日を通して覚えていられるようにするには、利き手にばんそうこうを貼っておくのもいいでしょう。それを見るたびに、利き手を引っ込めて、別の手を使います。

新しいスキルを習うと、自分のなかには未開発の能力がたくさん眠っていることに気づきます。 練習しだいで自分を変身させることができ、もっと柔軟に自由に生きられるのだと、自信が芽生えます。努力する気持ちさえあれば、自然が与えてくれたスキルを目覚めさせて、やがて日々の生活に活かすことができるのです。

禅の鈴木老師はこう言っています。

「初心にはたくさんの可能性があるが、熟練者の心にはそれがほとんどない」

マインドフルネスによって、無限の可能性に絶えず立ち戻ることができます。新しい可能性が生まれるのは、いつも「今の瞬間」という偉大な場所です。

自分を
変える
言葉

人生の可能性を引き出すためには、あらゆる状況で「初心」に戻ること

WEEK2

痕跡を残さないように暮らす

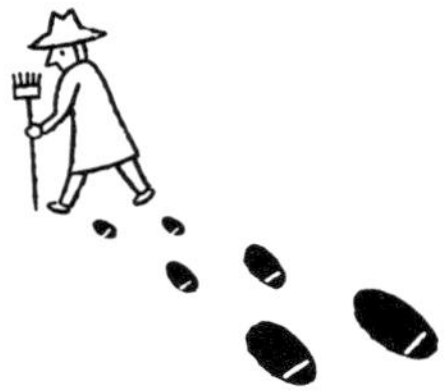

どんな練習？

自宅内のどこかの場所を選び、そこを使った痕跡《こんせき》を残さないように暮らします。ふつうは、洗面所やキッチンがいいと思います。そこで料理をしたりシャワーを浴びたりしたら、食べ物やせっけんの匂い以外、いっさい痕跡を残さないように、完全にきれいにしてその場を離れます。

取り組むコツ

選んだ場所に「痕跡を残さない」と書いた紙を貼り出します。禅画では、亀がこういう行動を象徴しています。亀は砂浜を移動するとき、尻尾で地面を掃いて足跡を消して行くように見えるからです。文字の代わりに、亀の絵を描いて貼ってもいいでしょう。

この練習による気づき

人はたいてい部屋から出るときには、入ったときよりもそこを汚して出ていきます。「あとで掃除すればいい」と思うからです。

でも、そのあとはなかなかやってきません。結局、我慢できないほどに汚くなったときに、イライラしながら掃除をすることになります。「何で自分がやらなければいけないのか！」と腹を立てるかもしれません。実際には、汚れたそばからマメにきれいにするほうがずっと簡単なのです。そうすれば、汚れもイライラも溜め込まずに済みます。

この練習をすると、**「するべきことから目を背ける傾向」が自分にあることに気づかされます。**日常生活には、ささいなことでも何となくやる気が起きないことがよくあります。通路のゴミを拾う、洗面所でくずかごに入り損ねた手拭きの紙を拾って捨てる、ソファから立ち上がったときにクッションを直す、コーヒーカップを流しに置くだけでなくサッと洗って片づける、明日また使う道具でも使い終わったらしまうことなどです。

この練習に参加したある人は、「1つの場所で痕跡を残さない練習をしているうちに、ほかの場所でも同じことをするようになった」と話していました。食べたあとに汚れた皿をすぐに洗うようにしていると、起きたらすぐにベッドを整えるようになり、シャワーから出たあとは、排水口にたまった髪の毛を捨てるようになったそうです。最初はちょっと意志の力がいりますが、やがてそのエネルギーは、さらなる新しいエネルギーを生み始めます。

深い教訓

この練習は、私たちの「怠け心」にスポットライトを当てます。ただし、「怠け心」というのは、ただ状態を表す言葉であって、非難する意味はありません。よほどよく気のつく人でない限り、私たちは常に何らかの汚れを残して、誰かに掃除してもらっています。

この練習をして気づくことが、もう1つあります。**どれほど多くの小さなモノが、私たちの生活を支えて1日中働いてくれているか**ということです。食べ物を口まで運んでくれるスプーンやフォーク、体温を保ってくれる衣類、雨風から守ってくれる部屋。それらを、心を込めて洗ったり、拭いたり、掃き清めたり、たたんだり、片づけたりすれば、黙って役目を果たしてくれているモノたちに、感謝の気持ちを表すことになります。

曹洞宗の開祖、道元禅師は、寺の料理人たちにこんな具体的な指示を書き残しています。「箸、杓子《しゃくし》、そのほかの調理道具をきれいに洗い、気持ちを入れて丁寧に扱い、それぞれ決まった場所に片づけなさい」

汚れたものはすぐに洗って元の場所にきちんと戻し、役に立ってくれるすべてのモノを大事に扱うと、心に満足感を覚えます。部屋や身の周りのモノをきれいにすると、心まできれいになったように感じ、生活全体がすっきりしてきます。私の友だちは、年老いた叔母の家から、古い衣類やとっくに期限が切れた薬など、山のようなゴミを運び出して捨てたときのことを、こんなふうに語っていました。

「叔母は最初、不安そうな顔をしていました。でもだんだんリラックスしてきて、ゴミ袋を1つ運び出すたびに1歳ずつ若返っていくように見えました」

痕跡を残さないことの満足感は、「生まれてきたときよりも、この世界を悪くして去りたくない、できればいくらかでもよくして去りたい」という、私たちの深い願望の表れかもしれません。できることなら、自分がこの世に残す痕跡は、「いかに自分が人を愛し、勇気づけ、教え、役に立ったか」という事実だけにしたいものです。これこそが、未来の世代に残すことのできる、何よりの置き土産でしょう。

自分を変える言葉

まずは痕跡を残さないようにする。次に、前よりよい状態にして立ち去る

WEEK3

「つなぎ言葉」に注意する

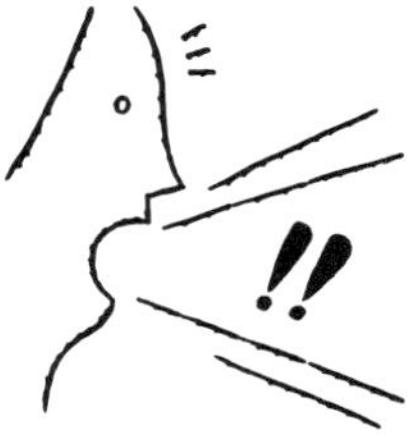

どんな練習?

無意識に口にする「つなぎ言葉」に気をつけて、できるだけ言わないようにします。

つなぎ言葉とは、「あのー」「ええっと」「でー」「そのー」「みたいな」「ほら」「っていうか」など、とくに意味のない言葉です。ほかにも、次々に新しいつなぎ言葉が生まれています。最近加わったのは、「基本的に」とか「まあともかく」などの言葉です。

つなぎ言葉を言わないように気をつける一方で、「なぜ使ってしまうのか?」にも注意してみましょう。どんな状況で、何のためにつなぎ言葉を使うのでしょうか?

取り組むコツ

最初のうちは、習慣で無意識に口に出してしまうので、どの言葉を言ったのかさえ自分ではわからないこともあります。「つなぎ言葉を使ったら言ってね」と、周囲の人に手伝ってもらう必要があるかもしれません。

「どんなつなぎ言葉を、どのくらい使っているのか」を知るもう1つの方法は、自分がしゃべっている場面を録音することです。それを聞いて、自分がよく使うつなぎ言葉とその頻度を表にまとめるといいでしょう。

この練習による気づき

これは私の寺院でも一番難しい練習の1つです。よほど訓練された話し手の場合は別ですが、自分が口にするつなぎ言葉に気づくことも、それを事前に止めることも、非常に難しいのです。つなぎ言葉を意識するようになると、ラジオやテレビからも、周囲の会話からも、そこらじゅうから、つなぎ言葉が聴こえてくると思います。今の10代の若者は、「like（みたいな）」を、年間平均20万回使うというのですから驚きです。

また、この練習をしていると、つなぎ言葉を使わない人がいることにも気づくようになります。そして、**つなぎ言葉のない話し方がどれほどわかりやすく、力強いかということもわかってきます。**マーティン・ルーサー・キング、ダライ・ラマ、バラク・オバマのスピーチを、つなぎ言葉に注意しながら聴いてみてください。

つなぎ言葉は、いくつかの機能をもっているようです。1つは、スペースを空ける役目です。「で……彼の考えをどう思うか言って…それから、えーっと……あの……つまり……」というように、聞いている人にこれから何かを言うつもりだとか、まだ話し終わっていないということを伝えられます。つなぎ言葉はまた、「でー、ともかく、ほら、まあ基本的に、何ていうか、このプロジェクトは進めたほうがいいかなーみたいな……」というように、言葉を曖昧にしてやわらかくするためにも使われます。

相手が強く反応することを恐れて、つなぎ言葉を使ってしまうのか。それとも、自分が間違うことを恐れて、つなぎ言葉を使ってしまうのか。いずれにせよ、そんな煮え切らない話し方をする大統領や主治医は願い下げですよね。

つなぎ言葉によって、バカバカしいほどに話の内容を薄めてしまうと、聞き手にはほとんど何も伝わりません。聖書の言葉だってこんな感じになってしまいます。

「イエスが、まあ何というか、言ったんです。汝《なんじ》の、ほらあの、隣人《りんじん》をね、えーっと、自分と同じように、まあ、ある意味、愛したらどうか、みたいな……」

深い教訓

「つなぎ言葉」がこれほど一般的に使われるようになったのは、ここ50年ほどのことですが、この傾向が続いたら道徳的な価値観にも私たちはこんなことを言い出しかねません。

「盗みをするってことは、まあ何というか、ある意味、悪いことだと言えなくもない……」

心が澄み切っていれば、もっと率直に、正確に、しかも人を傷つけることなく言葉を口にすることができます。この練習は、無意識の行為がどれほど私たちの生活に浸透しているか、それを変えることがどれほど難しいかを教えてくれます。つなぎ言葉に代表される無意識の習慣というのは、無意識のレベルにとどまっている限り、変えることは不可能です。

その行動パターンに意識の光を当てたときに、初めて修正する余地が生じます。でもそうなってさえ、染みついた習慣を変えることはやさしくありません。努力を中断したとたんに、また元に戻ってしまいます。「自分自身を変えたい」と思い、「自分の可能性を活かしたい」と思うなら、優しさと決意、それにたゆまぬ練習が必要になります。

自分を
変える
言葉

「お前たちはみな悟りに達したのだと思っていた――口を開くまでは」

鈴木禅師

WEEK4

自分の手に感謝する

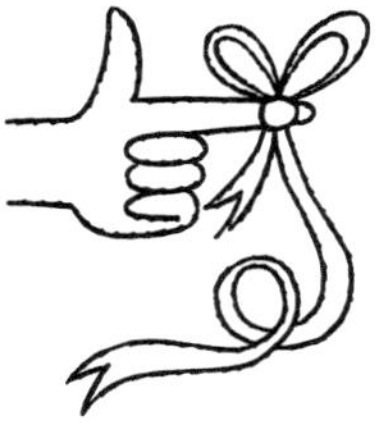

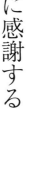

どんな練習?

日に何度か、手が忙しく働いているときに、それが誰かほかの人の手であるかのように、観察しましょう。また、手がじっとしているときにもじっくりと眺めてみます。

取り組むコツ

手の甲に「私を見て」と書いた紙を貼りつけます。仕事の関係などで、紙を貼るのが無理な場合は、ふだんはめない指輪をはめます(指輪ができない仕事、たとえば手術室で働く人などの場合は、手を洗ったり手術用手袋をはめたりするときに手を意識しましょう)。ふだんマニキュアをしない人なら、1週間だけマニキュアを塗って、思い出すヒントにすることもできます。

この練習による気づき

私たちの手は、じつにさまざまな仕事を上手にこなします。しかも多くの場合、いちいち脳が指示を出さなくても、ちゃんと仕事ができます。手は、まるで自立して忙しく生きているかのようです。手は本当にいろいろなことができます！　左右の手は協力して何かすることもあれば、同時に違うことをすることもあります。

この練習をしていると、**人が独特の手の動かし方をすることに気づくようになります。**話をしている人の手は、まるでそれ自体に意志があるかのように動きます。

また、人の手は、時とともに変化することにも気づきます。自分の手を見てください。赤ちゃんのとき、どんなだったでしょう。その手が年を重ねるにつれて、今の手に変化してきた様子をイメージしましょう。さらに今後年老いていき、やがて命のない動かない手になり、土に還《かえ》ることを想像します。

寝ているあいだも、手は私たちの面倒を見てくれています。ずり落ちた毛布を引っぱり上げたり、隣に寝ている人を抱きしめたり、目覚まし時計を勝手に消したりします。

深い教訓

手は、常にその人の面倒を見ています。**禅では、意識していなくても体が自分自身の世話**

をすることは「本性《ほんしょう》」、つまり人間の生来の善性や知恵が果たす機能なのだと説明されています。手は火に近づくと、意識が熱を感じる前に引っ込みます。耳が鋭い音を認識する前に目は瞬《まばた》きします。モノが落ちると脳が認識する前に手が伸びてそれを受け止めます。

右手と左手は協力して、それぞれの仕事を受けもちます。皿を拭くときは、片方の手が皿をもち、もう片方が布巾《ふきん》をもちます。包丁を使うときには、片方が野菜を押さえて、他方の手が切ります。手を洗うときは互いを洗い合います。

禅には、観世音《かんぜおん》という慈悲の菩薩についての「公案《こうあん》」があります。公案とは「心を開いて深い真実を直《じか》に体験させるための質問」です。観世音は、救いを求める人を見逃さないための千の目や、人々を救済するための道具を使う千の手として描かれることが多い菩薩《ぼさつ》です。それぞれの手のひらに目が描かれることもあります。公案はこんなふうに語られます。

ある日、禅僧の雲巌《うんがん》が道悟和尚《どうごおしょう》に尋ねました。

「観世音菩薩はどうやって、あんなにたくさんの手や目を使うのですか?」

道悟は答えました。

「眠っている人がずれた枕を手で探って直すのと同じようにだ」

私が教えている人のなかに、学生で楽器職人をしている人がいるのですが、彼は「この話がよく理解できる」と言いました。ギターの胴のなかの見えない部分の作業をしているとき、彼の手は「目」をもっているのだということが、この話を聞いてわかったそうです。

その目は、手が触れている表面の状態を詳細に見て作業できるので、暗闇のなかでも仕事ができます。彼の心のなかの目と手が、見事に一緒に働いてくれるのです。眠りながら枕の位置を見て、手が自然に伸びてそれを直すのと同じです。

禅のこの公案は、**心が邪魔しなければ、人が本来もっている叡智《えいち》と慈悲がともに働くということを教えています。**すべての存在が一体になる様子がはっきり見えてくると、あらゆるものが手と目のように助け合って働いていることがわかります。手が目を傷つけることのないように、人の本性は、自分も人も傷つけるようにできていないのです。

自分を変える言葉

左右の手は自然に助け合い、素晴らしい仕事を楽々と成し遂げる。しかも互いを傷つけ合うことがない。人と人も、誰もがみなこういうふうにできないものか

WEEK5

食べるときは「食べること」に専念する

どんな練習？

今回は、食べたり飲んだりしているときに、ほかのことをしないようにします。きちんと座って、自分が口にするものをゆっくり楽しみます。五感のすべてを開放させましょう。食べ物の色合い、形、表面の様子などを眺め、口に入れて香りや味を味わいます。食べたり飲んだりするときに出る音も注意して聴きます。

取り組むコツ

食事をするテーブルに、「食べることに専念」というメモを貼ります。間食をすることが多い場所にも同じメモを置いておきます。食べながら見ないように、パソコンやテレビには、「食べる」という言葉にバッテンをつけたメモを貼っておきましょう。

この練習による気づき

現代人は、年中「ながら行為」をする習慣がついていて、食べることもその一部になっています。この練習をすると、**自分がどれほど多くの「ながら行為」をやっているかに気づきます。**いかに何かをしながら、歩き、運転をし、テレビや映画を見て、本を読み、パソコンで仕事をし、テレビゲームをやり、音楽を聴いているかということもわかってきます。

そういう明らかな「ながら行為」を排除すると、その是非が少し微妙な状況が出てきます。それは、話をしながら食べることです。みなさんも子どもの頃に、「口に食べ物を入れてしゃべってはいけない」と注意されたと思いますが、私たちは大人になっても、食べることとしゃべることを同時にやっています。

しかしこの練習をしていると、「食べること」と「話すこと」を交互にできるようになります。つまり、話すときには、食べるのを一時中断すればいいのです。この2つを同時にやってはいけません。

食事をしながら人と話すことはごく当たり前になっているので、1人でレストランにいるときに、本も読まず何もせずに食事をするのは落ち着かない気分になりがちです。周囲の人に「友だちのいない気の毒な人と見られやしないか」などと考えてしまいます。そこで、本を開いたり、パソコンを開けたりして、自分にはやることがあって、「ただ食べるだけ」のために時間を無駄にしないのだということを示そうとするのです。

深い教訓

食べることさえ時間の浪費に思えるほど、「ながら行為」をせずにいられないのはなぜなのでしょう。どうやら私たちは、1日のうちにどれくらい仕事をしたか、長々と続く「TODOリスト」の項目をいくつ線で消したかで、自分の価値が決まると思っているようです。

食べたり飲んだりする行為自体は、その人に収入も伴侶もノーベル賞ももたらしません。だから、「価値がない」行為のように見えるのでしょう。

「マインドフルな食べ方」のワークショップに参加した人の多くが、「ともかく、さっさと食べて仕事に戻りたいと思っていた」と言います。でも、私たちが毎日する仕事のなかで一番重要なことは、たった30分でも、**「その瞬間に意識を置くこと」**ではないでしょうか。私たちがこの世の中に提供できる最高の贈り物は、製品でもプレゼントでもなく、意識をすべて注いで「そこにいること」ではないでしょうか。

食べ物にまったく注意を払っていなければ、その食べ物がそこにないも同然です。お皿にあるものをすべて平らげても、まだ満たされない思いが残ります。すると、さらに食べ続けてしまい、お腹が苦しくなるまで止められません。

マインドフルに気持ちを込めながら食べれば、たとえひと口でも、食べることが豊かで多彩なものになります。そうすれば、胃がはちきれそうになるまで食べるのではなく、心が満たされるまで食べておしまいにできます。禅僧のティク・ナット・ハン（ベトナム出身の禅僧・平和運動家・詩人。ダライ・ラマ14世と並んで、20世紀から平和活動に従事する代表的な仏教者）は、次のように書き記しています。

「みかんを食べても、本当の意味で食べていない人たちがいる。彼らが食べているのは、悲しみ、不安、怒りであり、過去や未来である。心と体が1つになる「今」というときに、本当に存在していない。単に（食べ物を）楽しむことさえ、何らかの訓練が必要である。食べ物というのは、われわれに栄養をもたらすために広大な宇宙によって与えられたもので……言ってみれば奇跡なのだ」

自分を変える言葉

食べるときには食べることに専念し、飲むときは飲むことに専念する。マインドフルネスが、食べ物にも生活のすべてにも最高の味わいを与えてくれる。ひと口ごとにそれを味わい、それぞれの瞬間を楽しもう

WEEK6

心からの「ほめ言葉」を伝える

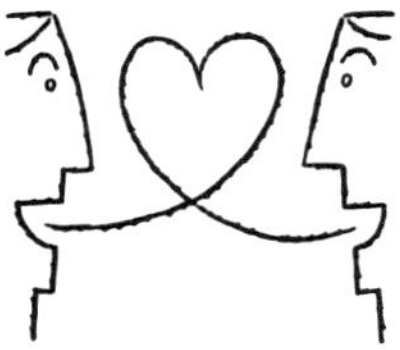

どんな練習?

1日に1回、家族、友人、同僚など、周りの誰かのことを考え、その人に心からの「ほめ言葉」を伝えます。子どもや親など、自分に近い人ほどいいでしょう(郵便局で会った見知らぬ人のスカーフをほめるのは、含まれません)。また、ほめ言葉は、具体的なほど効果的です。人があなたをほめてくれたら、それをしっかり意識して聴きます。どうしてほめてくれたのかを考え、その言葉が自分に与えた影響についても考えます。

取り組むコツ

紙に「ほめる」と書いて、目につくところに貼っておきます。

この練習による気づき

この練習に、初めは抵抗を感じる人もいます。心にもないお世辞を言うのかと心配するのです。そのうちに、**ありがたいと感じることは身の周りにいくらでもあることに気づき、実行できるようになります。**また、これまでものごとを批判的に見る習慣があり、問題点だけに目が向き、文句ばかり言っていたことに気づく人もいます。この練習によって、自分の心の傾向が明らかになれば、それをあらためることができます。

一方で、ほめ言葉を言われても、すんなり受け入れられない人たちもいます。手作りのクッキーをほめられたのに、「とんでもない、今回の出来はいまひとつよ……」などと言うのです。こういう人は、ほめ言葉を受け取ることが不安なのです。

人によっては思春期に、ほめ言葉を警戒する姿勢を身につけてしまうこともあります。相手のほめ言葉が本心なのか、笑いものにするつもりなのか、よくわからないからです。そのため、人をからかい半分でほめたり、ほめられたときに、あとで恥をかかないように冗談として否定したりするようになります。

アルコール依存症の親に育てられたというある人は、「それまでの人生でネガティブな言葉以外かけられたことがなかったので、人をほめる術《すべ》は一から学ばなければならなかった。でも、ほめ言葉を口に出すと空気がなごんで、エネルギーがポジティブなものに変わることがわかった」と言いました。心からのほめ言葉を伝えると、子どもたちも妻も、従業員たちも生き生きするそうです。

「非暴力コミュニケーション」という対立を効果的に解決するための方法で、ほめ言葉についても論じています。**「君って、本当に○○○だね」という形容詞を使ったほめ言葉は、関係を弱めてしまう傾向があると言い、むしろ自分の心が動いたことを中心にほめることをすすめています。**そのようにほめると、絆が強くなり親密さの感覚が増します。「忙しい時間をやりくりして、この会のためにクッキーを焼いてくれるなんて感激だわ。本当にありがとう」という感じです。

この練習をすると、**ほめ言葉がどんな働きをするか、周りの人たちとの関係においてそれがどれくらい使われているか、ということに気づくようになります。**

深い教訓

道元禅師は、こう書いています。

「優しい言葉は優しい気持ちから出るものであり、優しい気持ちは相手への共感から芽生えるのだということを知らなければならない。優しい言葉というのは単に人の価値を称えるものにとどまらず、国の運命を左右するほどの力をもっているということを考えてみなさい」

仏教の教えは、他者やモノや出来事に対する反応には、３種類の感情の色合いがあると説いています。**「肯定的色合い（うれしい気持ち）」「否定的色合い（いらだたしい気持ち）」「ニュートラル（ポジティブでもネガティブでもない気持ち）な色合い」の３つです。**

人に対して肯定的な気持ちをもったとき、私たちは相手にポジティブな色合いを反映し、ほめ言葉を発します。たとえば、好意を得たいと思っている相手や、まだダダをこねることも知らないかわいい赤ちゃんなどに対して、自然にほめ言葉を言いたくなります。

相手がまるで家具のように生活の一部になってしまうと、互いが何をしてくれているかに気づくことすらなく、ほめ言葉を伝える必要を感じなくなります。ネガティブなことや改善すべき点についてしか口にしなくなります。そういうつもりがなくても、相手との関係は、ネガティブな色合いになっていくでしょう。もっと積極的に相手のよい行動に注意を向ける練習をして、心からのほめ言葉を伝えるようにすれば、２人の関係はより温かくなり、心が通い合うでしょう。

身体的美しさのように、一時的な、あるいは条件つきの特質をほめられることは、少々居心地が悪いものです。そういう特質は、遺伝で受け継いだものと、そのときの世間の好みがたまたまマッチしたにすぎないことを、誰もが本能的にわかっているからです。きれいな人も、自分で顔を製作したわけではなく、一時的に与えられた恩恵にすぎません。

時がたてば、二重あごと小じわができて老け顔になることをみな知っています。1年後には、「きれいじゃない人」の部類に入れられてしまう可能性もあります。

ほっそりした体、運動能力など、周りがほめてくれることのほとんどは、いっときのものです。知性でさえも一時的と言えます。第一それらの多くは、当人が自分で獲得したものではありません。だから、**人をほめる場合には、そういう特質ではなく、その人があなたをどんな気分にしてくれたかを称えるのが一番なのです。**

一時的な特質のもっと奥深くには、人の「本性」が隠れています。仏教ではこれを「仏《ぶっ》性《しょう》」と呼び、ほかの宗教では「神性」と呼びます。これこそが私たちの本質です。これは感情や身体的特徴に基づくものではなく、何かとの比較によって表されるものでもありません。ほめ言葉によってふくらむことも、批判によって減ることもありません。その人が何をしても増えも減りもしません。正しいことをしても、間違ったことをしても、ほかの人がその人に何をしても「本性」は不変で、1人の人間として表現し続ける永遠の性質です。

自分を変える言葉

優しい言葉は贈り物。それは人の心を豊かにする

WEEK7

姿勢を意識する

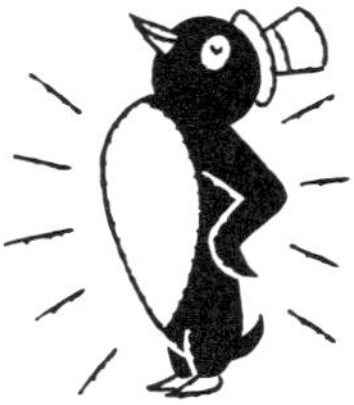

どんな練習？

1日に何度か、姿勢を意識します。この意識のしかたには2つポイントがあります。**「今、自分がどんな姿勢をしているのか」**と**「体がそれをどんなふうに感じているか」**です。

姿勢を意識することは、そのたびに姿勢を正すことにもつながります。前かがみになっていると気づいたら、静かに背筋を伸ばしてください。姿勢のマインドフルネスを行なうのに一番いいのは、食事のときです。イスの前方に腰を下ろして、両足をしっかりと床の上に置き、ひざを少し離します。背筋をまっすぐにして、できるだけ多くの息が吸い込めるようにします。ほかに、姿勢を意識するのにいいのは、列に並んでいるとき、運転しているとき、ベッドに横たわっているとき、会議や授業に出ているとき、それから歩いているときです。

取り組むコツ

家族や友人に、「姿勢が悪かったら知らせてほしい」と頼みます。また、鏡やショーウィンドウに映る自分の姿を注意して見ます。その前を通りすぎるときは、横からの自分の姿をチェックします。どんな姿勢をしているでしょう?

この練習による気づき

この練習をするとたいていの人は、自分の姿勢の悪さに気がついて驚きます。正面から見るとまずまずでも、横から見ると肩が前かがみになっていてがっかりします。状況によっても、姿勢は変わります。就職の面接のときや、面白い講義を聴いているときなどは、背筋が伸びているものですが、ソファでテレビを見ているときなどはグニャリとしています。

軍人、ダンサー、高貴な人たちなど、特別な訓練を受けている人は、ひと目でわかるものです。明らかに姿勢が違うからです。こういう人たちにとって、姿勢が大事なのはなぜでしょう? スペインには「司祭様は水着を着ていてもわかる」という格言があります。つまり、**精神の姿勢が整っている人は、それが立ち居振る舞いに現れる**のです。

禅の修行では、姿勢に非常に重きを置きます。道場で瞑想をしているときだけでなく、食事中も歩行中もです。歩くときには、手をウエストのあたりで組んで歩きます。通路で互いにすれ違うときには、立ち止まって手を合わせてお辞儀をします。その日の作業を与えられたときは、お辞儀をし、その作業を実行できる自分の体に感謝します。

深い教訓

20世紀を代表するタイの名僧として知られ、教師でもあるアーチャン・チャーは、こう言いました。

「どんな姿勢をしていても、常にマインドフルであることから叡智が生まれる。朝起きたときから眠りにつくまで、修行を続けなさい。仕事をしていても、座っていても、トイレに立つときも、注意力を途切れさせないことが大事だ」

姿勢と集中力は関連しています。（瞑想中でもそのほかのときでも）眠気が襲ってくるというのは姿勢が崩れた証拠で、肺が十分に空気を取り入れられていないということです。そういうときには静かに姿勢を正します。下から順番に背骨を伸ばしていって、胸を広げます。そして何回か深呼吸をしましょう。呼吸のためのスペースを広くし、空気が流れやすくすることが目的です。姿勢と気分もまた関係しています。**気分が落ち込んでいると気づいたら、まず姿勢を正してみましょう。**

よい姿勢を表現する「真っすぐ」という言葉は、人生をどう生きるかという文脈で使われる場合には、尊厳と徳と不動の信念をもって生きるという意味が込められます。そういう人は、人生でどんな試練に出会っても、完全になぎ倒されてしまうことがありません。

生きることのさまざまな側面はみな同調しているのです。釈迦はよく「高貴な人」と呼ばれますが、それは彼が王子として生まれたからではなく、瞑想とマインドフルネスを一途に修行して、深い「真理」と整合した生き方を貫いたからです。私たちもまた練習によって、この「真理」に目覚め、それに教えられ、支えられ、導かれて生きることができます。

呼吸に意識を集中すると、本来の心の平静を取り戻すことができます。心のなかの波立つ思考が静まれば、本来の叡智が見出せます。リラックスして心を開けば、本来の優しさが現れます。この練習を十分に行なうと、そういう心の状態にすぐに到達できるようになり、自信をもって、真っすぐに、揺るぎない生き方ができるようになります。

自分を
変える
言葉

体と心は別々のものではない。深く結びついて互いに依存している。心や気分が落ち込んでいるときは、まず体の姿勢を真っすぐにしてみる

WEEK8

1日の終わりを「感謝」で締めくくる

どんな練習？

1日の終わりに、その日にあったことで、「ありがたい」と思うことを少なくとも5つ書き出します。1週間の終わりに、それを友人やパートナーなどに聞いてもらいます。

取り組むコツ

メモ帳と鉛筆かペンを、ベッドの脇や枕の上に置いておきます。夜ベッドに入るときに、「感謝のリスト」を書き、それから横になって眠りにつきます。

この練習による気づき

この練習を始めるときには、多くの人が「感謝することが毎日5つもあるだろうか……」

と心配します。でも、やってみると、書くことがたくさんあることに驚きます。長いこと忘れられていた蛇口を開けたみたいに、あとからあとから流れ出てくるのです。昼のあいだも、「今夜、このことをリストに書こう」と頭のなかでメモするようになるでしょう。すると、周りのことに常に感謝するようになり、心の姿勢が好ましい方向に変化していきます。

「幸福」について研究している心理学者のソニア・リュボミアスキーによれば、幸福感の40パーセントは、自らの行動によって決まるそうです。**「『感謝の日記』をつけ、自分に親切にしてくれた人に常に感謝を表すようにすると、幸福感が大幅に向上し、抑うつ感が減る」**と言います。

みなさんの周りにも、いつも感謝の気持ちを自然に表す人がいるでしょう。そういう人のそばにいると、こちらも元気になって、1日が楽しいものになります。釈迦は「心を養う」ということを語っています。これは不健全な感情や思考を弱め、健全な感情や思考を強化することです。

感情はエネルギーをもった現象です。どんなものもエネルギーを与えれば成長します。感謝の心を養う努力は、一見すると人為的に思えるかもしれませんが、感謝する姿勢が自然に身についてきます（そして逆に、嫉妬や批判などのネガティブな心の状態を養っていけば、それが自分そのものになっていきます）。

深い教訓

私たちの心は、ネガティブなことに磁石のように引きつけられます。つらい思い出を引っ張り出して、くよくよと思い悩みます。「あのとき、ああしておきさえすれば……」。そうしたら○○になったかもしれない」と頭のなかで実際とは異なる結果を思い浮かべて悔やむのです。しかし、過去はすでに通りすぎたのです。どうやっても結果は変わりません。**変えられるのは自分自身だけで、しかもそれができるのは「今」という瞬間だけです。**

心はまた、この先起きるかもしれない悪いことを思い浮かべます。「経済が崩壊し――食料不足が起き――銃をもった人たちが家を襲いにくるかも……」。心は自分を危険から守るために心配するのが仕事だと思っています。しかし、そのために、恐怖に駆られていっそう緊張してしまうのです。

心は、「過去でも未来でも、よいことなんかどうでもいい。よいことは無害なのだから気にかける必要がない。悪いことの可能性を考えることが大事なんだ」と言うでしょう。

メディアはこのことをちゃんと承知しています。だからニュースの内容は、ほとんどがネガティブなのです。「この新しいリスクに注意！」「こんな恐ろしいことが今起きていて、またこれからいつ起こるかわかりません」とニュースは騒ぎ立てます。現代人はこの手の話題を求めて、新聞を買ったり、ニュースを見たりします。

しかしネガティブ中毒がさらに広まれば、不安や抑うつ感情が蔓延します。苦悩を待っていれば苦悩がやってきます。結局、心配した通りに不幸になるだけです。

1日の終わりの「感謝の練習」は、不幸を呼び寄せる心の習慣に対して解毒剤の働きをします。日々の、多くのポジティブなことやありがたいことに光を当ててくれるので、思考の流れがポジティブに方向転換します。この練習をしている人は、人生に起きるほとんどの出来事のなかから、常に「いい面」を見出すことができるようになります。

自分を変える言葉

どんなに落ち込んでいるときでも、たった1つでいいから、感謝できることを探してみよう

WEEK9

「身の周りの音」に耳を澄ます

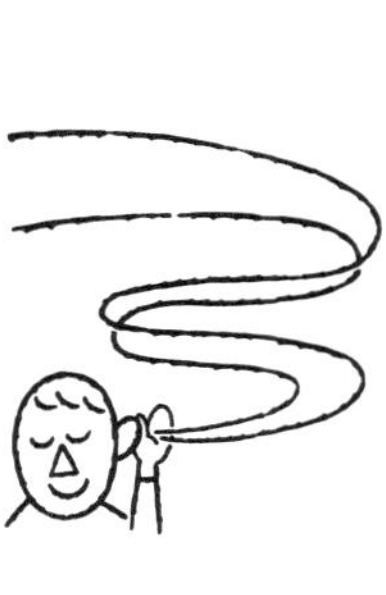

どんな練習？

1日に何度か、していることをやめて耳を澄ませましょう。巨大なパラボラアンテナのように、360度に耳をそばだてます。体内から聴こえる音、部屋のなかの音、建物のなかの音、屋外の音――はっきりした音にも、かすかな音にも耳を澄ませます。

初めて地球に降り立った異星人のように、「あの音はいったい何なのだろう？」と耳を澄ませてください。あなた1人のために奏《かな》でられている音楽の音がすべて聴き取れますか？

取り組むコツ

簡単に耳の形を描いて、自宅や職場のさまざまな場所に貼りつけておきます。

この練習による気づき

私たちは、絶えずさまざまな音を浴びて暮らしています。図書館や森のなかなど、静かな場所とされているところでもです。実際には、耳はすべての音をとらえているのですが、脳がそのほとんどをブロックしています。そのおかげで、より重要な会話の内容、講義、ラジオ放送、飛行機のエンジン音、赤ちゃんの泣き声などに集中できるのです。

研究によって、「赤ちゃんには大人には聴こえない音が聴こえる」ということがわかっています。赤ちゃんの聴覚は大変鋭く、音が鳴り終わったあとのかすかな反響まで、聴き取ることができるそうです。私たちは人生のごく初めに、これらのまぎらわしい音をブロックすることを覚えます。興味深いことに、アフリカ南部の原住民はこの赤ちゃんの聴覚の能力を保持しているのだそうです。砂漠のような非常に静かな環境で暮らしているからでしょうか。赤ちゃんはまた、生まれる前に聴いた音楽やメロディを帯びた声を聴き分けると言います。

注意を集中して聴くようにしていると、新たな世界が開けてきます。それまで邪魔だと思っていた音が、まるで異国の音楽のように、興味深く面白く感じられるようになります。背景の雑音が表舞台に出てくるのです。食べ物も、とくにカリッとしたものの場合など、口のなかでたくさんの音を鳴らします。隣の家の落ち葉を吹き飛ばすブロワー（送風機）の音も、シンフォニーの一部です。削岩機《さくがん》はパーカッションでしょうか。冷蔵庫の「ウーン」という音も、高音と低音が織りなす音のタペストリーに織り込まれていきます。

深い教訓

耳を澄ます練習は、心を鎮めるのにとても効果的です。音に関心を引かれるようになると、もっと意識を集中して聴きたくなります。真剣に耳を澄ますためには、心のなかの声にしばらく黙っていてもらわなければなりません。

心のなかで「あの騒音は隣のおんぼろトラックだ！」などと悪口を言ったり、「マフラーを交換する必要があるな」などと意見を言ったりせず、ただ心を研ぎ澄まして、生まれて初めて聴いた音であるかのように聴く必要があります。それに実際に、まったく同じ音というのはないのです。

音に耳を澄ますのは、際限なく反芻《はんすう》される不安から心を切り離すよい方法です。檻《おり》のなかのリスのように、心が不安の踏み車を回すのをやめられないと気がついたら、部屋のなかから聴こえる音が織りなす音楽に耳を傾けます。1日中パソコンに向かって疲れ切ったのであれば、外へ出て、意識を闇のなかに解放し、夜が奏でる音楽に耳を傾けます。

音に関する有名な公案があります。「臨済宗中興の祖」と称される江戸中期の高僧・白隠《はくいん》（慧鶴《えかく》）は弟子たちにこういう公案を与えました。

「1つの手の音はどんなものか？」

この公案は後世になって、しだいに陳腐な解釈をされるようになり、「1つの手で手を叩くときの音はどんなものか？」などと間違った形で伝わっています。しかし、この公案を真摯に考えれば、深い音の世界に心が開かれます。この公案は、突き詰めていくと、「音とは何か？」あるいは「音がするか？」ということになります。心が際限のない迷路にさまよい出るとき、この問いかけが「今、ここ」に引き戻してくれます。

自分を
変える
言葉

**「静けさ」と呼ばれる状態のなかにも、音はある。
かすかな音を聴き取るためには、心はきわめて静かでなくてはならない**

WEEK 10

電話が鳴ったら深呼吸する

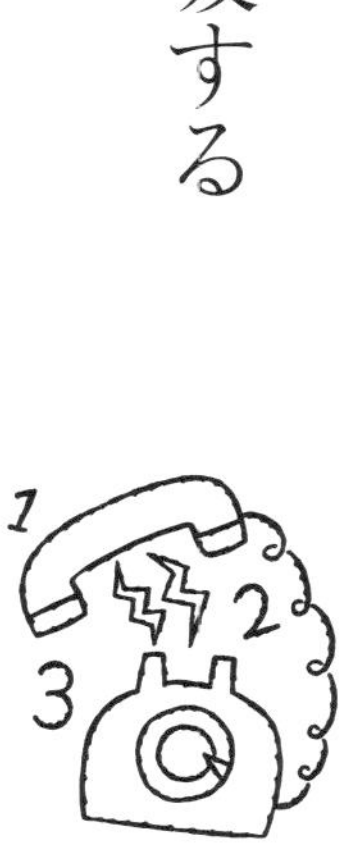

どんな練習？

電話が鳴ったら、出る前に今やっていることをやめて、マインドフルな呼吸を3回して心を落ち着けます（受付の人の場合は、深呼吸は1回か2回にして、電話に出たほうがいいかもしれません。大事なのは少し間《ま》を置いて、少なくとも1回深呼吸をすることです）。

ほとんど電話がかかってこない人の場合は、53分おきとか、長めで半端な間隔で日に何度かアラームが鳴るようにセットしておき、アラームが鳴ったら、止めて深呼吸します。

取り組むコツ

「呼吸」と書いた小さい紙を電話に貼っておき、受話器を取り上げたり、携帯電話を操作したりするたびに気がつくようにします。

この練習による気づき

電話が鳴ると、たいていの人は「すぐに応えなければ！」と、反射的にそちらに手を伸ばします。そのため、最初はまず間《ま》を取って呼吸をするというのが難しく思えます。

でも、電話が鳴ったときに2、3回マインドフルな呼吸をするというのは、すぐに効果が現れやすい習慣です。とくに難しい相手（クライアントや患者など）、つまり不満や悩みを抱えていて、電話に出た人にいくらかでもそれをぶつけたいと思っているような相手と話さなければならない場合は、毎回すっきりした広い心で向き合えます。

受付の仕事をしているある女性は、次のように言っています。

「電話のベルが3回鳴り終わるまで待てるようになってきました。この間《ま》が、思考や動作を中断して心を落ち着かせます。心を空にして、相手の言葉に集中できるようになります」

この練習に参加した、救急治療室の看護師はこう言いました。

「いつも大急ぎで休みなく働くことに慣れているので、最初はベルの音を聴くと腹が立ちました。寺院の温室のなかで草取りをしていても、そのわずかな時間も手を休めるのがイヤだったんです。ところが手を止めたとき、周囲に生えていたフダンソウの深紅の茎の色が目に飛び込んできました。太陽の光が茎を通して差し込んでいて、本当にきれいでした」

こういう美しさは、誰でもなかなか気づくものではありません。私たちはみな、忙しさに追われて「今、ここ」を十分に生きていないのです。何かが網膜に映っていても、本当には見ていません。

深い教訓

この練習によって体が突然静止すると、同時に心のなかも静止します。人は体を動かしているときには、たいてい何かを考えています。体が静止すると、それまで漠然と進行していた思考がはっきりしてきます。

ある若者は「この練習には2つの効果がある」と言いました。**動作や会話を止めることによって精神の緊張がゆるむことと、3回のマインドフルな呼吸によって、体の緊張がほぐれることです。**

私たちは、ほとんどの時間を無意識にあわただしく暮らしています。いったい何に向かってそんなに急ぐのでしょう？　この「今」という瞬間を充実させる代わりに、次の1分を、次の1時間を、次の1日を捕まえるために、常に先を見て走っていませんか？

私たちは自分の心の状態を、ゴミ袋のように引きずって次へ進みます。誰かと不愉快な電話をすると、不機嫌な気持ちを、次に電話をかけてきた不運な相手にぶつけることになります。焦燥感や不安やイライラを引きずることなく、1つひとつの電話を新たな気持ちで受けるためには、少しペースを落とす必要があるのです。

電話の音を聴いたら、まずは落ち着いて1回ないし2、3回深呼吸しましょう。そうやって体や心や頭のなかにあったものを追い出し、オープンで透明な心で、新しい相手や新しい状況に向き合います。

鈴やベルを使ってこの練習を始めますが、やがてこれは、生活のいろいろな面に波及していきます。**今ある感情を手放して、新たな気持ちで次の出会いを受け止める新しい姿勢が身につきます。**これを身につけると、有害な習慣を弱めさせ、新しい健全な習慣を育んでいけるようになります。

自分を
変える
言葉

電話に出る前の3回の深呼吸は、生活の「タイムアウト」。

この間《ま》が自分をリフレッシュさせてくれる

WEEK 11

優しい手で触れる

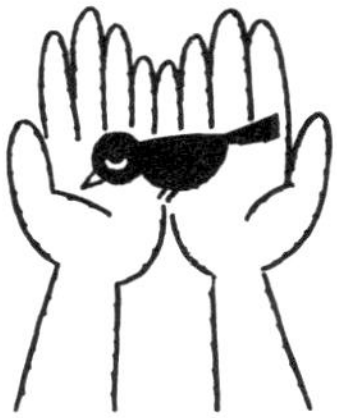

どんな練習？

優しい手で優しくものに触れます。生き物だけでなく、すべてのモノに優しく触れます。

取り組むコツ

利き手の指に、何か注意を引くモノをつけます。いつもと違う指輪をはめたり、ばんそうこうを貼ったり、1本の指にだけマニキュアで印をつけたり、ペンで小さな印をつけたりしてもいいでしょう。その印を見るたびに、優しく触れることを思い出します。

この練習による気づき

この練習をすると、周りの人や自分が「優しい手」を使っていないときには、それに気づくようになります。スーパーでは、買い物客が商品をカートのなかに放り込んでいます。空港では、荷物がベルトコンベアの上に投げ出されて出てきます。厨房では、ナイフやフォークが食器入れのなかに投げ込まれ、金属製のボールが乱雑に積み重ねられてガチャガチャと音を立てます。家では、あわてて出て行く人が「バーン！」とドアを閉めます。

私の寺院では庭の草取りをするのですが、この練習を行なうと、あるジレンマが生じます。『優しい手』を実践しながら、命ある草を引き抜くというのはどうなんだろう?」と思ってしまうのです。そういうときには心を広くし、抜いた草をコンポスト（生ゴミを処理して、たい肥を作るもの）に入れ、すべての命が他者の役に立つことを祈るようにしてはどうでしょう。

私は医学生だったとき、「外科医気性」と呼ばれる気性をもった医師をたくさん見てきました。彼らは手術中に何か難しい事態が生じると、まるで2歳児のようなかんしゃくを起こすのです。高価な医療器具を投げ捨て、看護師に悪態をつきます。そのようななかで、ストレス下にあっても決して冷静さを失わない1人の外科医がいました。意識のない患者の体の組織を、このうえない貴重品のように丁寧に扱うのです。私はもし自分が手術を受けることになったら、絶対この先生に頼もうと思ったものです。

この「優しい手」の練習も同様です。**どのようにモノに触れるかを意識するだけでなく、**

自分がどのように触れられているかも意識するようになります。人の手以外にも、肌に触れる服、風、口に入れる食べ物、飲み物、足が触れる床など、さまざまなものを含みます。人は誰でも、優しい手の使い方、優しい触れ方を知っています。赤ちゃん、愛犬、泣いている子ども、恋人に触れるときのあの優しい手です。

なぜ、いつもそういう優しいタッチを使えないのでしょう？ これがマインドフルネスの本質的な問いかけです。なぜ私たちはいつもそういう生き方ができないのでしょう？「今このとき」に意識を向けると、生きることがどれほど豊かになるかを理解しても、また心を置き忘れる元の習慣に戻ってしまうのはなぜでしょう？

深い教訓

私たちは、常に何かに触れられています。しかし、ほとんど意識していません。触れられていることに気づくのは、「サンダルのなかに小石が入った！」などと不快感をともなうときとか、「恋人と初めてキスをした」などと強い欲望をともなうときくらいです。体のなかも外も、すべての触覚に対して意識をオープンにすると、感覚に圧倒されるほどです。もしかすると、少々恐怖を覚えるかもしれません。

私たちが優しく触れることを意識するのは、ふつうはモノに対してより、人間に対してです。しかし急いでいるときや、腹を立てているときなどは、人をモノのように扱ってしまうことがあります。愛している人に「いってきます」も言わずに飛び出して行ったり、前日にちょっと言い合いをした同僚の「おはよう」を無視したりします。これでは、相手をモノと同じに扱うことになります。相手はしだいにやっかいで邪魔な存在となり、いずれは敵になってしまいます。

日本では逆に、モノが人間と同じように扱われることがよくあります。命のない、愛どころか敬意を払うに値すると思えないモノに対しても、敬意をもって大事に扱います。お金は、両手で丁寧に差し出されます。茶筅《ちゃせん》には、それぞれ「銘《めい》」と呼ばれる名前がついています。折れた針は、やわらかい豆腐のなかで休ませて供養《くよう》します。お金、お水、お茶、お箸のように、日常のあらゆるものが、尊敬を表す「お（御）」という文字をつけて呼ばれます。神道《しんとう》には、滝や大木や山に神が宿るという信仰があるので、そこからくる考え方なのでしょう。水や木や石が神聖であれば、それらから生じるものはすべて神聖なものとなります。

私の禅の師たちは、すべてのモノを命あるように扱うことを、行動で示していました。アメリカに渡り禅の教えを伝え、「ロサンゼルス禅センター」を創立された前角博雄《まえずみはくゆう》老師は、ダイレクトメールの封筒でさえ、レターオープナーできれいに開け、中身を丁寧に取り出します。誰かが座布団を足で引き寄せたり、皿をテーブルに音を立てて置いたりすると、不快そうにします。「私はそういうことを、体に感じるのだ」と言われたこともあります。

今の僧侶たちは、たいてい洋服ハンガーを使いますが、原田老師（岡山にある臨済宗妙心寺派曹源寺の住職。弟子は世界中にいる）は毎晩自分の僧服を丁寧にたたみ、それを敷布団やスーツケースの下に敷いて寝るのです。ですから、いつも僧服はピシッとしています。老師が手入れしている僧服のなかには何百年もたったものもあります。それらすべてを、老師は釈迦の着ていた衣であるかのように大事に扱うのです。

悟りの境地に至った人の、触れることに対する気づかいがどんなものか想像ができますか？　彼らの意識がどれほど繊細で広い範囲に及ぶかは驚くほどです。

自分を変える言葉

「米でも水でも、そのほかどんなものでも、親が子どもを慈《いつく》しむように、愛と優しい気づかいをもって扱いなさい」——道元禅師

WEEK 12

「待つ時間」を活かして使う

どんな練習？

レジの前に並んでいるとき、遅れている人を待つとき、パソコン画面の砂時計のアイコンが消えるのを待っているときなど、さまざまな待ち時間を利用してマインドフルネスや瞑想や祈りを練習することができます。

待ち時間が利用できるマインドフルネスの練習の1つは、「呼吸」です。2、3回深い呼吸をして、待たされる不快感や、相手が遅れるかもしれないという懸念によって生じる緊張をほぐします。呼吸を感じるのは体のどの部分でしょうか？　鼻孔、胸、あるいはお腹でしょうか？　その部分に意識を集中して、それらが常に変化していることを意識します。

また、待ち時間は、音を聴く練習をするいい機会でもあります。聴覚を開放して広げ、部屋全体の音をとらえましょう。

もう1つは、自分の体に向けた「愛と慈悲の瞑想」（練習51）をすることです。息を吐いて体をリラックスさせます。息を吐くたびに目の周り、口もと、肩、お腹など、どこに余分な力や緊張があるか探り、そこの力をゆるめます。待たされることに不快さを感じていると気づいたら、自分にこう語りかけましょう。

「なんてありがたい。思いがけず、マインドフルネスを練習する時間ができた」

取り組むコツ

小さな紙かテープに、Wの文字（waitの頭文字で、「待つ練習」の意味）を書いて、腕時計、車の時計、携帯電話など、ふだん時間をチェックするものに貼っておきます。コンピューターの画面やマウスにも貼っておくといいでしょう。

この練習による気づき

私がこのような練習を知ったのは、瞑想を習い始めたばかりの頃です。忙しい病院の研修医として、週に72時間も働いていて、それこそトイレに行く暇もないほどでした。ある日、2人の禅僧が、病院に私を訪ねてきました。2人をだいぶ待たせたあと、私は急いで待合室に行き、遅くなったことを詫びました。すると、1人が「少しもかまいませんよ」と言いました。さらに、「おかげで、待っているあいだに座禅ができました」と。「ああ、そうなのか！」と私は目が覚める思いでした。

「忙しい人間でも、マインドフルネスを練習する時間がとれるでしょうか？」

そのような質問をされることがよくありますが、これがその答えです。まとまった長い時間を割く必要はないのです（もちろん、そうしてもいいのですが）。「今この瞬間」に意識を集中する練習をする機会は、1日中あらゆるところにあります。

渋滞のために待たされるはめになると、私たちは本能的にその不快感から気をまぎらわそうとして、ラジオをつけたり、携帯でメールをしたりします。そうでなければ、じっと座って怒りが募るのにまかせます。こういう待ち時間にマインドフルネスを練習するようにすれば、1回の時間は少しずつでも、トータルでは多くの練習時間を1日のうちに手にすることになります。そういうときに、日々の暮らしに複雑に織り込まれている糸のなかから「気づき」の糸をたぐり出すことができるのです。

「待たされる」というのは、日常しょっちゅう起こることで、たいていはネガティブな感情を生みますが、それをマインドフルネスの練習のための自由時間という「恵み」に変えることができます。イライラなどのネガティブな感情を消し去るだけでなく、数分間ずつの余分な練習で日々その効果が得られるので、二重の恵みと言えます。

「待つ練習」を最初に教えてくれたのは父です。とても忍耐強い人でした。日曜の朝、父はスーツとネクタイで身なりを整えて車に乗り込み、新聞を広げます。そのあいだに、母と私を含む3人の娘が1人ずつ車に乗り込むのですが、誰かしらが「手袋を忘れた」「バッグを忘れた」「口紅をつけてない」「靴下に穴が開いてる！」「髪留めをしていない」「お祈りの本がない！」などと、車と家のあいだを行ったり来たりします。ようやく足音や車のドアの音が完全にしなくなると、父は顔を上げておだやかに新聞をたたみ、エンジンをかけるのです。

深い教訓

この練習を始めると、まずネガティブな思考にともなって体に変化が起こることに気づくと思います。待たされているといらだちなどが生じます。レジの列に並んでいると、自分より前の人たちや動作の遅い店員に対する怒りなどが湧いてきます。しかし、そこで踏みとどまって、**それらのネガティブな感情に心を占領されないようにしていると、習慣化してしまった不健全な心理のパターンがしだいに消えていきます。**

心の車輪がいつも同じ深い轍《わだち》にはまって、いつもの坂を転がり下り、いつもの泥沼にはまり込むパターンを避けることができると、やがてその轍自体が浅くなり、最終的に消滅します。

そして、待たされることによって習慣的に感じていたイライラや腹だたしさも、しだいに解消していきます。時間はかかりますが、効果は必ず現れます。あなたがイライラしなくなれば、周りの人たちにも恩恵が及ぶのですから、やるだけの価値はあります。

私たちの多くは、自分の価値を「生産性」ではかろうとする傾向があります。

今日1日何も成し遂げなかったら――つまり執筆もせず、講演もせず、パンも焼かず、お金も稼がず、何も売らず、買い物もせず、テストでいい点を取れず、恋人も見つからなかったなら――その日を無駄にしたような気がして、自分はダメな人間だと思ってしまうのです。自分という人間が存在して、今このときに生きているということに対して、何の評価も与えません。こういう考え方をしていると、「待つこと」がフラストレーションのもとになります。「こうしているあいだに、あれもできたのに、これもできたのに！」というわけです。

あなたにとって大切な人に、「あなたに一番何を求めるか？」と尋ねてみたら、どんな答えが返ってくると思いますか？　おそらく、その答えは「あなたがいてくれること」「私を優しく気にかけてくれること」というものではないでしょうか。**「人が存在する価値」というものは、それによって生じるポジティブな感情、支えられている実感、親近感、幸福感などでしかはかれません。**

忙しく飛び回って生産的であることをいっとき止めて、ただ静かにそこにいてみてください。自分の周りに意識を向けてみましょう。実際に周りに人がいなくても、自分が人から支えられている実感、親近感、幸福感を感じることができるでしょう。このようなポジティブな感情は、誰もが欲しているものですが、お金では買えません。これこそが、「存在していること」がもたらす自然の果実です。誰もが生まれながらにもっていながら、そのことを忘れている「生得権」なのです。

自分を変える言葉

待たされるはめになっても不快に思ってはいけない。今このときに「存在する」練習ができる時間を与えられたことを喜ぼう

WEEK 13

メディアを断つ

どんな練習？

ニュース、ソーシャルメディア、エンターテインメントなど、あらゆるメディアを1週間断ちます。ラジオ、iPod、CDなどは聴かず、テレビ、映画、ビデオも見ません。新聞、本、雑誌（印刷物でもオンラインでも）も読みません。ネットサーフィンもしません。フェイスブックもツイッターも開きません。

誰かがニュースの話題を話しかけてきたら、耳をふさぐ必要はありませんが、会話に引き込まれないようにします。相手が話し続けるようなら、「メディア断ち」をしていることを伝えましょう。もちろん、仕事や学業に必要な本を読むことはかまいません。

さて、それによって空いた時間をどう使いますか？　この練習の目的の1つは、**メディアに代わる時間の使い方を発見すること**です。ヒントは手と体を使うことにあります。

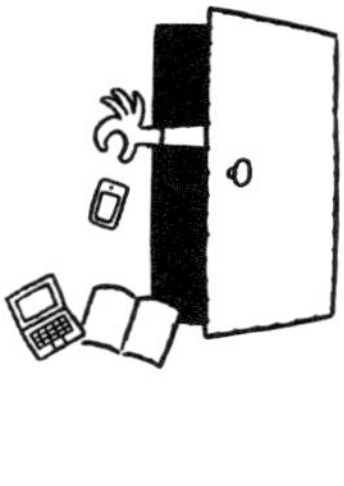

取り組むコツ

テレビはシーツなどで覆ってしまいましょう。車のラジオやパソコンには「ニュース／エンターテインメント禁止」と書いた紙を貼ります。雑誌は読まずに積み上げ、購読している新聞はそのままリサイクルの容器に入れてしまいます。

この練習による気づき

この練習は、ある1人の研修生のために考えたものです。よくある症状なのですが、この人は慢性的な軽い不安に悩まされていました。それで「無言の行（無言を保つことによって精神を整える修行）」に参加してもらったところ、6日目に「心がおだやかになってうれしい」と報告してくれました。ところが、そのわずか1時間後の昼食時に、また以前と同様に「世の中いったいどうなってるんだ！」と怒り出したのです。

彼はニューヨーク育ちで、自ら認める「ニュース中毒」でした。そこで、私がメディアを断つことをすすめると、しぶしぶながらそれに同意しました。彼は、起きたときと早朝の瞑想のあいだは心おだやかでいられます。でも瞑想が終わるやいなやコーヒーを飲み、朝のニュースを見る習慣がありました。「世の中のできそこないどもが、どんなバカなことをしでかしたかをチェックするため」に、見ずにはいられなかったのだそうです。

しかし実際に「メディア断ち」をしてみたら、最新のニュースを知らなくても、家庭でも仕事でも何ら支障がないとわかったのです。彼は、これまで彼のかんしゃくを我慢してくれた奥さんと同じくらいに、おだやかな心でいられるようになりました。

「メディア断ち」を始めると、まず考えることは、**「今までメディアに費やしていた時間に何をしたらいいだろう?」**ということでしょう。この時間を利用して、瞑想したり、散歩したり、家族とゲームをしたり、何か本格的に料理したらどうでしょう。庭の草むしりをしたり、写真を撮ったり、創作活動をしたり、語学を勉強したり、楽器を習ったりすることもできます。何もせず、ただベンチに座ってのんびりしているだけでもいいのです。

最新のニュースに精通していないからといって、その人は無力でも、怠けているのでも、愚かでもないということがわかると思います。「でも、何か大事なこと、たとえば火事とかテロの爆破事件なんかが起きたらどうするんです?」と聞く人もいますが、私はこう答えます。「ご心配なく。それほど重大なことが起きたときは、誰かが教えてくれます」

深い教訓

人類の歴史の最初の20万年間、人間はごく身近な、つまり自分の一族や村に起きたニュースや悲惨な出来事しか知りませんでした。見聞きするのは、誕生、病気、死、争いなど、ごく限られた身の周りのことでした。戦争、自然災害、飢餓、事件などの世界中の悲劇をメディアが間断なく伝えるようになったのは、わずかここ40年ほどのことです。人々の苦難が来る日も来る日も私たちの耳に届き、脳と心に蓄積されて苦しめます。**暴力や破壊や苦痛の映像でいっぱいになってしまった脳と心を空《から》にする時間が必要です。**そのための1つが「メディア断ち」です。

恐ろしい体験をした犠牲者を世話している人たちは、「二次的被害」と呼ばれる症状を呈することがあります。直接の被害者ではない人たちが、自分ではどうすることもできない悲惨な話を聞くことによって同じようにトラウマを抱えてしまうのです。ニュース番組を見て、殺人、大量虐殺、地震被害、死病の蔓延などの生々しい映像が心に入り込むと、慢性的な不安を生じ、気持ちを沈ませます。これらの**有害な映像の取り込みを減らすことができれば、心が開放され、脳がより平静で明晰な状態になります。**

自分を
変える
言葉

ネガティブなニュースばかりを取り込めば、心は病んでしまう。
心には、「静寂」「美」「温かい友情」などの良薬を与えよう

WEEK 14

「優しいまなざし」を向ける

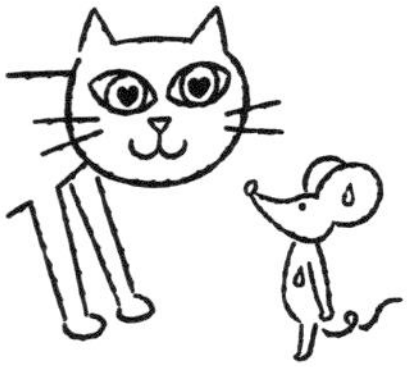

どんな練習？

人やモノに、優しいまなざしを向ける努力をしましょう。優しい目で見ると、目つき、顔の表情、体、心、視界、焦点の合わせ方などに、どんな変化が生じるでしょうか？

取り組むコツ

目が描かれた絵を探すか、なければ自分で描きます。その紙を家のなかのいろいろな場所、たとえば洗面所の鏡とか冷蔵庫のドアとか玄関ドアの内側などに貼っておきます。

この練習による気づき

誰でも、恋をしているとき、小さな赤ちゃんやかわいい動物を見るときには、自然と優しいまなざしになります。いつも、こういうまなざしでいたいものです。

この練習をしていると、自分のふだんのまなざしが、あまり優しいものではなかったことに気づきます。ふつうか、あるいは少々ネガティブで批判的なまなざしではないでしょうか。

部屋に入ると、まず床に目を向け「掃除していないな」などと考えます。朝起きて最初に会う家族に、愛に満ちたまなざしを投げかけるどころか、互いに目も合わさずにすれ違い、「あごに歯磨き粉がついてるよ」とか「そんな格好で出かけるの！」などと言ったりします。互いに愛情はもっているのでしょうが、それをまなざしで示すことを忘れています。


この練習をした人たちの多くは、「優しいまなざしで周囲のモノや人を見る努力をしていると、その対象に対する自分の見方が変わっていくのがわかった」とか「虫眼鏡で見るように焦点が明瞭になって、細かな点にも気づくようになった」と言います。

また反対に、「視界がやわらかくなって、少しかすんだようになった」と言う人もいます。視界が、それまでより狭くなることもあれば、広がることもあります。**優しいまなざしは、その人の顔の表情をやわらげ、口もとにかすかなほほ笑みをもたらします。そして心が広くなり、批判的な気持ちが消えていきます。**

深い教訓

怒りを帯びた目、批判的な目、よそよそしい目、温かみのある目、親切な目、愛情のこもった目など、まなざしにはさまざまなものがあります。**どんなまなざしを向けるかによって、世の中が敵対的なものに見えたり、温かいところに見えたりします。**

こちらがどんな目をしているかに、相手は敏感に反応します。どんなまなざしで見るかは、自身の幸福にも相手の幸福にも影響するのです。自分自身を知ることは、自分がどんな目で世界を見ているかを知ることにつながり、それによってまなざしをうまく使うことができるようになります。

仏教の教えでは、目には5種類あると説明しています。

1つめは、**「人間の目」**。この目に映る像は電磁スペクトルのうちのほんのわずかな部分にすぎないのですが、これを私たちは完全なもので真実だと思い込んでいます。昆虫やほかの動物は、人間には見えない範囲の自然界の光や形を認識できます。

2つめは、**「神の目」**です。これは天上から見下ろすように、生きとし生けるものの絶え間ない変遷のなかで人を見ています。私たちも、時にこういう目を通して見ることがあります。瞑想をしているときや望遠鏡を通して天体を見るときなどに、宇宙における自分の本当の位置について、ふと悟ることがあります。とどまることのない悠久の時間の流れと変化のなかにあって、人の存在などは一瞬きらめく、かすかな光でしかないという事実です。

3つめは、**「知恵の目」**と呼ばれるものです。自分の肉体を形づくる分子を見ることができたなら、人間というものが、初めも終わりもない空っぽの空間を走り回っている単なるエネルギーの小片が集まっただけの存在で、そういう存在が同じようなエネルギーの存在に囲まれて生きているにすぎないのだということがわかるでしょう。

瞑想で心が静まったときに、自分という存在の証拠を探して内部を深く見つめてみると、見つかるものは単に、温かさ、冷たさ、圧迫感、動きなどの知覚の連鎖、「思考」と呼ぶ脳内の知覚、「感情」と呼ぶ身体的知覚などにすぎません。わずかのあいだでも思考が停止すると、それらの知覚を結びつけている「糊《のり》」が溶け、真の自分、つまり空間に浮いている知覚の集まりでしかない自分が見出されます。

4つめは、**「ダーマの目」**と呼ばれます。この目は、空間から生じてしばし存在したのち消滅するこの世のすべての現象を、それぞれに意味をもつ尊いものとして見ています。こういう目をもつ人は、「聖者」あるいは「菩薩」と呼ばれます。理不尽な苦しみを負わされた人たちを慈悲によって救おうとする目です。

5つめは**「釈迦の目」**です。これはこれまでの4つの働きを合わせもつ最高位の目で、私たちの想像を超えたものです。

優しいまなざしを練習している人は、4つめの「菩薩の目」をわずかながら体験することになります。優しい目で見るというのは、一方通行の行為ではありません。また見る行為に限ったものでもありません。

優しいまなざしで人やモノを見ると、自分の内部にも温かいものが生じます。相手から返される温かさに驚かされることもあります。世界中のすべては愛でできていて、これまで自分はその愛の流れを妨げていたにすぎなかったのかと思うようになります。

自分を
変える
言葉

優しいまなざしが、優しい世界を作る

WEEK 15

人知れず「善行」を行なう

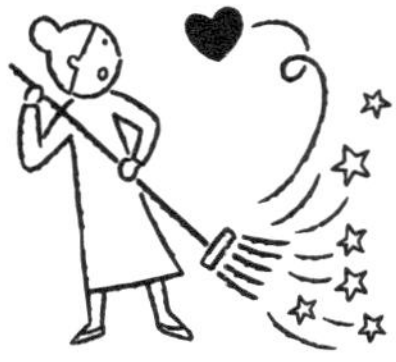

どんな練習？

1週間毎日、何かしら「よいこと」「親切なこと」「人のためになること」「助けになること」を、こっそり行ないます。簡単なことでいいのです。流しに残っていたほかの人のお皿を洗っておいたり、歩道に落ちているゴミを拾ったり、トイレの洗面台を（自分の仕事でないときに）きれいにしたり、匿名の寄付をしたり、同僚の机の上にチョコレートを置いたりするようなことです。

取り組むコツ

ベッドの脇にノートを置き、寝る前に翌日の善行のプランを書きつけます。小人の絵を描いた紙を、自宅や職場の適当な場所に貼っておくのもいいでしょう。

この練習による気づき

ひそかに人のためになることを計画するというのは、案外楽しいものです。本気で取り組み始めると、新しいアイデアを求めて周囲を見回すようになります。

できることはいくらでも見つかります。「そうだ、明日は彼女の机の上に、熱いお茶を置いておいてあげよう。それとも玄関に置いてある彼のランニングシューズの泥を落としておこうか」と。まるで、夜の闇にまぎれてそっとよいことをしていくスーパーヒーローのようです。

見つからないようにやるというスリルも楽しいのですが、見つかって感謝されたくなる気持ちも出てくるかもしれません。しかし自分がしたことに別の人が感謝されて当惑しているそばで、知らん顔しているときなどは愉快です。

どんな宗教も「寛大さ」に価値を置いています。キリスト教の聖書には、「与えられることよりも与えることのほうが幸福である」と書かれています。イスラム教では、慈善には2通りあるとされ、「貧しい人や孤児を助ける義務的な慈善」と「寄付や学資の援助など自由意思の慈善」です。義務的な慈善は、稼ぎの残りの部分を浄化するもので祈りや信仰の一部と考えられています。陰で行なう自由意思による慈善は、公の慈善の70倍の価値をもつとされています。

私が好きな善行の1つは、私が「メッタの運転」と呼んでいるものです（メッタとはパーリ語で「慈悲」「無条件の友情」の意）。車で職場に向かう途中、歩道を行く人、自転車で通りすぎる人、ほかのドライバーたち、とりわけマナーの悪いせっかちなドライバーたちに向けて、吐く息とともに心のなかで「あなたが不安から解放されますように」「あなたの日々がおだやかでありますように」と唱えるのです。これが彼らの役に立つかどうかは知りませんが、私の役に立つことは確かです。これをやった日はすべてがおだやかに運ぶのです。

深い教訓

私たちの人格は、人から好かれて大事にされ、欲するものを手に入れ、身の安全を確保するための戦略が織り込まれてできています。人は誰でも、自分が肯定されて認められる状況を心地よく感じます。それが、愛されていることや成功や安全を示すものだからです。

しかし、**この練習をすると、認められたり、ほめられたりしなくても、自分は人のために進んで努力できるのだということがわかってきます。**禅の修行では、自分が正しいと思う道を、周囲からの称賛や批判にかかわらず、真っすぐ生きていくことを尊びます。

ある1人の僧が、中国の禅師・大珠慧海《だいじゅえかい》にこう尋ねました。「禅の修行の入り口とはどんなものでしょうか？」。禅師はこう答えたそうです。「与え切ることだ」と。

釈迦はこう言っています。

「私のように、恵みを分け合うことの喜びを知ったら、分け合わなければ恵みを楽しむことができなくなる。ケチな心にとりつかれることもないだろう。たとえ、最後に残った1つであっても、食物の一片であっても、それを分かち合うことのできる人がいるのに分け合わなければ、楽しむことはできない」

釈迦は寛大であることの大切さを繰り返し説いています。それが悟りに到達する最も有効な方法だと言います。清潔な飲み水、食べ物、一夜の宿、衣服、乗り物に乗せてあげること、灯り、花など、ささやかなものでも人に与えることをすすめています。どんなに貧しくても、食べ物の残りかすをアリにやることなど、施しはいくらでもできると釈迦は言います。

モノであれ、時間であれ（果たして時間は人の所有物でしょうか?）、「自分のための自分のもの」と呼んで、溜め込んで必死に守ってきたものを少しずつ手放すことができます。

自分を
変える
言葉

「寛大さ」は何よりも高い徳である。
ひそかな善行は、なかでも最高の形である

WEEK 16

3回、深呼吸する

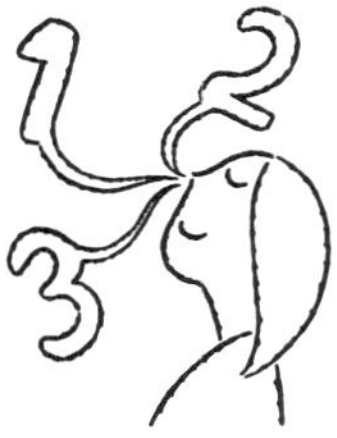

どんな練習？

1日のうち、できるだけひんぱんに、心に小休止をさせましょう。深呼吸を3回するあいだ、心のなかの声に黙っていてもらうのです。ラジオやテレビのスイッチを少しのあいだオフにする感じです。そのあとは、また五感をすべて開放して、周囲の色、音、形、匂いに意識を戻します。

取り組むコツ

「3」と書いたメモを、目につくところに貼っておきます。頭の上に空っぽの吹き出しがついている人の絵でもいいでしょう。1日のうちに何度か不定期にアラームが鳴るようにしておくと忘れずに行なうことができます。

この練習による気づき

瞑想や黙想を始めた人たちは、心の絶え間ないざわつきからの解放感を味わい、幸福感を覚えます。しかし、集中が深まるにつれ、心がまるで2歳児のように活発になって、じっと座っていることができず、たったの2、3分しか「今この瞬間」にいられないことに当惑する人たちが出てきます。

心は1日中休むことがありません。過去に戻って喜びや苦痛を再体験するかと思えば、未来に飛んで行って数限りないプランを立てたりします。あるいは空想に逃げ出して、すべて思い通りの想像の世界に浸ります。

瞑想を始めて間もない人たちは、心の声にも気づくようになります。それは絶え間なくしゃべり続け、比較したり批判したり理屈をつけたりします。そのため、修行もこれからという段階で、「もう瞑想をやめたい」と言ってくる人がよくいます。「今までより、さらに心が騒がしくなってしまった」と言うのです。この人たちは、自分の心がさまよい出るたびに、自分を責めてしまいます。まったく進歩が見られず、むしろ後退しているように思えるからです。

これは「心を静めるゲーム」に、心がちょっとだけ付き合って遊んでくれたようなものです。初め、心は静かになるのですが、その人が本気で心を静めようとしていて、少しのあいだなら心の指示を無視できるとわかると、心はパニックになり、踏み車のリスみたいにフル回転を始めます。自己防衛モードになって、問題のタネを指摘したり、他者を非難したり、自分を批判したりします。心がこういうネガティブな思考と感情で満たされると、マインドフルネスの練習はうまくいかず、最終的に挫折してしまいます。

そういうときには、このたった3回の深呼吸が助けてくれます。悪循環を断ち切って、練習を再出発させてくれるのです。心に「3回の深呼吸のあいだだけ静かにしていてくれ」と頼みましょう。3回くらいは数える必要もないので、その時間を楽しめます。

それが終わったら、少しのあいだ心を自由にします。そしてまた、次の3回の呼吸に集中します。**心は「今このとき」に何度も戻るうちに、自然に静まってきます。**すると、努力しなくてもだんだんと長く呼吸に集中できるようになります、やがて、心を開いて「今、ここ」に意識を置いた状態で、ゆったり座っていられるようになります。

深い教訓

脳は寝ているあいだも休みません。夢を創作したり、起きているあいだに十分に消化できなかった情報の処理を続けたりします。選択したり可能性を考えたりしなければならないこういう複雑な活動は、心を消耗させます。体が定期的な休息を必要としているのと同様、心も休ませる必要があります。**心を完全な静寂と澄み切った意識のなかに置くということは、**

それを本来の姿、自然な状態に戻すことです。この練習をすると、ひっきりなしに考え続ける習慣から抜け出すことができます。

心には2つの機能があります。「思考」と「意識」です。人は生まれたときには、何の言葉ももっていません。純粋な意識だけで生きています。そのうち話すことを覚えると、言葉が心のなかを満たしていきます。思考機能のスイッチを切って、意識機能のスイッチを入れたときだけ、心を本当に休ませることができます。

ふつう、私たちは30分の瞑想や祈りの時間にそれをするのですが、1日のうちに短い心の休息をたくさん行なうことも可能です。たった3回の深呼吸のあいだだけでも休ませてあげれば、心はリフレッシュしてすっきりします。心が生産モードから受容モードに切り替わると、赤ん坊と同じ純粋な意識に戻ります。これは尽きることのない源泉を再び手にすることです。若返った心はきっと「もっと、これをたびたびやってほしい」と言うことでしょう。

自分を変える言葉

健康の処方箋は、3回の深呼吸によって心を静めること

WEEK 17

「別の空間」に入ることを意識する

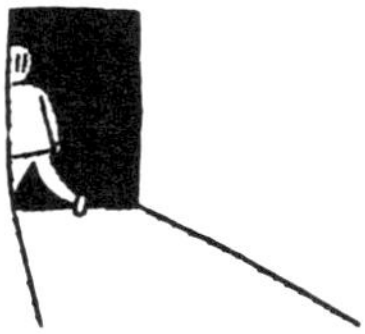

どんな練習?

私たちは、この練習を「ドアのマインドフルネス」と呼んでいます。実際には、どこかの空間から別の空間に移動するときに、それを意識するのです。ドアを通るときに、1秒間ほど立ち止まるか、一度呼吸をするかして、「これから入る新しい空間はどんなふうに感じが違うか」を意識します。

この練習には、ドアの閉め方に注意を払うことも含まれます。多くの人は、次の空間にさっさと入って、これまでいた空間にけじめをつけません。ドアを閉め忘れたり、バンと閉まるにまかせて通りすぎたりしています。

取り組むコツ

大きな星のステッカーなどの目立つものを、自宅のいつも通るドアに貼っておきます。また、クローゼット、物置、オフィスなどのドアにも貼ります。ドアを開けるのに使う手の甲に「D（door の頭文字）」などと書いた紙を貼ってもいいでしょう。

この練習による気づき

最初のうちは、うまくできなくてもがっかりしないでください。うちの寺院でも数年来、難しい練習に数えられています。ドアへ向かって歩いて行くときには「さあドアだ。通りすぎるときにはマインドフルに……」と自分に言い聞かせるのですが、気づいたらもう反対側に出てしまっています。どうやって通りすぎたのかもわかりません。

でも1年に一度か二度、この練習を1週間行なうとだいぶ上手になり、最後にはドアのような明らかな区切りがないところでも、新しい空間に入ることを意識できます。

空間の感じの違いは、屋内から屋外に出たときには、はっきりわかります。温度も明らかに違いますし、空気の質や匂い、光や音も違い、自分の気分さえ変わります。屋内の場合はもっとかすかですが、練習を続けていると、日々何度となくさまざまなドアを通るたびに、それらの違いに気づくようになります。

ある人がカウンターを使って、自分が1日に何度ドアを通ったかを数えてみました。何と250回以上だったそうです！　マインドフルになる機会が、1日にこんなにたくさんあるということです。

この練習は創造性を刺激するようで、新しい練習の方法を生み出します。たとえば、空間を意識する練習に加え、ドアを開けて閉めるという動作の際に、それまでの思考を手放して気持ちを新たにする、という練習をしている人もいます。瞑想のときにも「新しい空間に入る」というイメージを使って、効果が上がっているそうです。

また、これまでずっとドアをバタンと閉めるクセがあったので、優しく閉めることを自らに課したという人もいますし、新しい空間に入るたびに、心をそのスペースと同じくらい広くするように努めている、という人もいます。

深い教訓

この練習は、私を含め多くの人たちが習得するのに時間がかかりました。ドアをマインドフルに通ることが2回のうち1回できるようになったのは、数週間後でした。ある人が、みんながよく使うドアの近くの薄暗い廊下に、大きなプラスチックガラスの板を天井から吊るしてくれたのが功を奏したのです。吊るした本人も含め、みなこれに何度おでこをぶつけたかわかりません。でも、おかげでマインドフルネスは大いに向上しました。

この練習で、ある人がこんなことに気づきました。ドアを通るとき、心は体より先に進んでいて、次の部屋でどんなことがあるか、何をするかを考えているというのです。この心の動きは明瞭ではないので、よほど意識していないと気づきません。

ドアを通るとき、一瞬、今自分がしていることに無意識になるようです。無意識あるいは半分無意識の状態でも、ドアを開けて何ごともなく、なかへ入ることができます。

この例は、**われわれが1日中、どれほど夢遊病者のように動き回っているかを示しています。**この半分無意識の状態というのは、「不満感（サンスクリット語では「ドゥッカ」と言います）」の源泉でもあります。何かが違うように思え、自分と現実の出来事のあいだにギャップがあるような気がするのです。「今このとき」にいることをマスターしていくと、少しずつそのギャップが狭まり、人生がより生き生きとした満足感のあるものになります。

自分を変える言葉

日々出会う物理的な空間も心の空間も、大事に味わおう

WEEK 18

木々に目をとめる

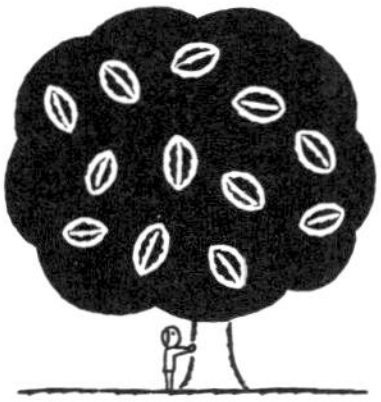

どんな練習？

今回は、身の周りの木々に目をとめる練習です。

木々のいろいろな面に注意を向けましょう。樹形（でっぷりしているか、ほっそりしているか。すっきりしているか、こんもりしているか）、幹の高さ、枝の張り方、葉っぱの色や形。ただし、分析を始めてはいけません。単に意識を向けて愛《め》でます（家の近くに木が1本も生えていないという人は、代わりにサボテンや灌木《かんぼく》や草を愛でましょう）。

車を走らせているとき、歩いているとき、窓から外を眺めているときなどは、木々を眺めるいい機会です。公園や森や並木道を歩き、木に近寄って葉っぱや樹皮を眺めましょう。木々が呼吸していることを意識します。木々が吐き出した酸素を私たちが吸い込み、私たちが吐き出した二酸化炭素を木々が吸い込んでいるのです。

取り組むコツ

木の絵を描いた小さな紙を、車のダッシュボードやいつも外を眺める窓のガラスに貼りつけます。

この練習による気づき

木々は多くの人にとって、まるで壁紙の一部のように、当たり前の存在になっています。日々の暮らしのなかで、あらためて1本1本を丁寧に見たりしません。しかし意識して眺めてみると、身の周りには本当にたくさんの木があり、それぞれの形がじつに複雑で変化に富んでいることに気づきます。

通りすがりの木々や草に目をとめ、同じ緑色でもさまざまな色合いがあるのだと気づくだけでも、素晴らしいマインドフルネスの実践です。画家のように訓練を積んだ目になると、樹皮が単に茶色だけでなく、紫やオレンジなどさまざまな色合いを含んでいることを見抜きます。

また季節によって、木々がいろいろと変化することにも気づくでしょう。春には、一面の小さな若葉が繊細な黄緑色のベールのようになります。秋には、木の葉が黄色やオレンジや赤に変わります。冬は、木々が葉を落として骨組みだけになるので、枝の張り具合、小鳥の巣、草木を丸めて作ったリスの巣など、それまで生い茂った葉が隠していたものが現れます。見るほどに好奇心が湧いてきて、木の名前を知りたくなると思います。

うちの寺院がある森には、樹齢約200年の巨大なオオバカエデの木があります。この木にはシダ、リス、ムカデなど、何千もの生き物が住み着いているので、私たちはこれを「マンション楓《かえで》」と呼んでいます。この木は200年間にわたって、自分の前を通りすぎた生き物たちを見てきたことになります。そのなかにはヤマネコ、トガリネズミ、シカ、アメリカ原住民、フィンランドの農夫、衣を着た禅僧などがいたことでしょう。

木とのつながりを取り戻すために、私たちの寺院では毎夏1週間の「無言の行」を行ないます。各自が森のなかの木を1本選び、その下で終日、木とともに座禅をするのです。この木との交わりから、誰もが何かしら大事なことを学びます。

私は面倒な問題に悩んでいるときなどは、いつも森のなかに入って木にもたれて座ります。自分の意識を木の意識と一体にするのです。湿り気をおびた地中深くの根っこの先端を想像し、そのイメージを上に移動させていき、最後は風にそよぐ頂点の葉っぱを思い浮かべます。そして自分の悩みについて「あなたはどう思う?」と木に尋ねます。私はこれでずいぶん救われます。

深い教訓

人間が木々や草たちと呼吸によって結ばれた関係であることを意識すると、人間があらゆる生き物と相互につながりをもっていることにも気づきます。植物はあらゆるところにいて、私たちに恩恵をもたらしてくれる仲間なのですが、私たちは植物学者や樹木の専門家でもない限り、植物に注意を払うことを簡単に忘れてしまいます。生き物に関しては、うるさいか、やたら動き回るか、情感を込めて自分を見つめてくれるか、危険な存在でない限り、人間はその存在をさして気にとめないのです。

でも万が一、木々が地上から姿を消してしまったとしたら、私たちはすぐに気がつきます。地球は過熱し、人間はたちまち体調を崩して死んでしまうからです。たった1本の若木ですら、部屋ほどの大きさのエアコン10台分の冷却効果があるのです。

木々は私たちとともに生きていて、人間の吐いた二酸化炭素を吸い込んで酸素を吐き出します。1エーカー（約63メートル×63メートルの土地の大きさ）の森は年間4トンの酸素を供給してくれるそうです。18人が1年間呼吸できる酸素の量です。

「緑豊かな自然の景観を数分眺めただけで、あるいは木々の写真を見ただけで、血圧が下がり、筋肉の緊張がほぐれ、不安や怒りが静まり、苦痛がやわらぎ、ストレスが減り、手術後の回復が早まる」ということが、多くの研究によって確かめられています。

人間は20万年ものあいだ、草木と緊密な関係をもちながら進化を遂げてきました。多くの人が、閉ざされた小さな箱のような空間に住み、仕事をし、通勤するようになったのは、わずかこの数十年ばかりのことです。自然の恵みと癒しの力とのつながりを失った人間は、今そのツケを払っています。

この練習をすると、身の周りのあらゆる生命の存在に意識が広がり、それが現代人の多くを悩ませている「寂しさ」を解毒剤のように消してくれます。都会にいても、周囲には動物や鳥や植物や昆虫が生きています。私たちの体内にも何十億という生命体が生きていて、そのほとんどは私たちに恵みをもたらしています。それらの生き物の命は、私たちの命と結びついていて、互いを必要としています。**心が「自分が、自分が」という悩みのために固く閉ざされてしまうと、人は孤独感を覚えます。心を開いて、自分につながる多くの命に気づくことができれば、寂しさは消えていきます。**

自分を
変える
言葉

忘れないで、あなたは木々をはじめとする無数の命に、常に支えられている。決してひとりぼっちではない

WEEK 19

手を休める

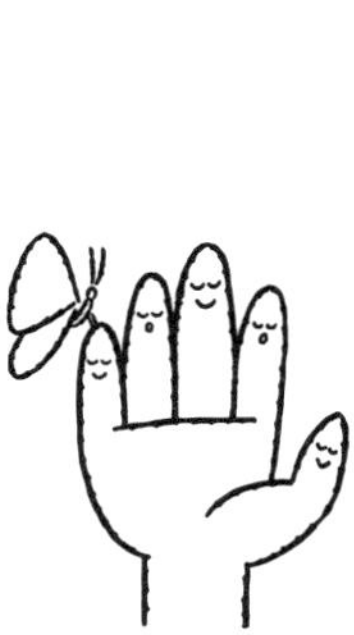

どんな練習?

1日に数回、両手を完全にリラックスさせます。少なくとも数秒間、手を動かしません。たとえば、両手をひざの上に置いて、静かな状態の手の感覚に意識を集中させます。

取り組むコツ

腕時計を裏返しにしておきます。腕時計をしない人は、手首にひもかゴムバンドをはめてもいいです。

この練習による気づき

私たちの手はひっきりなしに働いています。働いていないときも、次にすることに備えていくらか緊張しています。**手を見ると、心がおだやかか、不快感を覚えているかがわかります。**多くの人は無意識のうちに、いらだちが手の動きに表れます。手をこすったり絞るようにしたり、顔を触ったり、指でテーブルを叩いたり、爪をはじいたり、関節を鳴らしたり、親指をひねくり回したりします。

瞑想を始めたばかりの人たちは、手をじっとさせておくことがなかなかできず、落ち着きなく手の位置をいろいろ変えます。どこかがちょっとかゆくなると、手がすぐにそこへいきます。手をリラックスさせていると、体のほかの部分も心もリラックスしてきます。心を静めるには、手をリラックスさせるのが効果的なのです。両手が膝の上で静かにしているときには、周りの音にも集中できるようです。

私はこの練習をするうちに、運転中にハンドルを握る手が、無意識のうちにひどく緊張していることに気づきました。それからは気がつくたびに手をゆるめます。軽くハンドルを握っていても、安全運転にまったく支障はないのですが、それでも手をゆるめて10分もたつと、いつの間にかまたギュっと握っているのです。

意識を「今」に置くことができるようになるには、何度も繰り返さなくてはなりません。それでも、やがてまた無意識の行動に戻り、また気づいて練習を再開するということの繰り返しです。

深い教訓

心と体はつながっています。**心をおだやかにすれば、体もリラックスできます。体が静かにしていれば、心も落ち着きます。そうして心と体、双方の健康状態が改善します。**

ふだん生活するうえで、ほとんどの場合に緊張は必要ありませんから、やたらに緊張することはエネルギーの無駄づかいとも言えます。「ボディ・スキャン」と呼ばれる瞑想がありますが、これは体に潜んでいる無意識の緊張を発見し、それをやわらげたり消し去ったりするための瞑想です。まず静かに座り、頭のてっぺんから始めて体の各部分に順番に意識を向けていきます。頭蓋骨や頭髪にはどんな感じがあるでしょう？　その知覚を意識できたら、そこに余分な力や緊張がないかをチェックし、吐く息とともにゆるませます。次は額、それから目というように1か所ずつやっていきます。無意識の緊張がどれほどあるか、体のどこの部分が緊張しているかを知るのは興味深いものです。

私たちは、日々を2種類のモードのどちらかで暮らしています。夜は横になって「リラックスモード」になり、眠ります。目覚ましが鳴ると起き上がり、心身を「日中モード」に切り替えます。立ち上がって緊張感をもち、いろいろなことに注意を払います。忙しい暮らしのなかでは、起きていながらリラックスしているということはあまりありません（横になっていてさえ、くよくよ考えたり心配したりしていることもあります）。

目覚めていて、注意力もあり、しかもリラックスしているという状態は、休暇のときによく経験する状態です。ふだんより遅く目覚め、十分に休んだ感覚があり、しばらくベッドのなかで何も考えず何もせずにのんびりしています。鳥の声や、ゴミ収集の音が聞こえますが、体にも心にも何の緊張もありません。私の母は、**この眠るのでもなく起きるのでもない状態のことを「はざまの時間」と呼び、大事なことを考えるのに最適な時間だと言っていましたが、その通りです。**こういう時間には、競争社会で生き抜くための「自分が、自分が」という焦燥感に心を曇らせることがないので、大事なことをより深く見つめることができます。

瞑想では、意図的にこの「はざまの時間」を広げます。体はリラックスさせながら、しかも真っすぐに起こして座り、注意力を働かせます。「自分の瞑想はこれでいいのだろうか？」と心配したり、不安になっていたりすると、肩に力が入るので凝ってきます。あるいは逆にリラックスしすぎて眠くなると、何かの音でハッと目を覚ますまで、前のめりに倒れそうになります。ちょうどいいバランスがとれるようになるには、しばらくかかります。

自分を
変える
言葉

両手を休ませると、体全体も心もリラックスしてくる

WEEK 20

否定しない

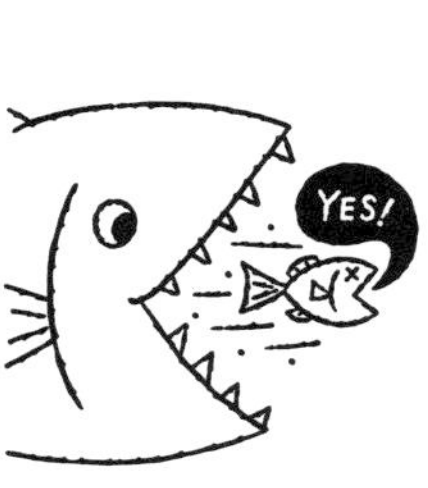

どんな練習？

今回は、誰に対しても、どんな出来事に対しても否定しない練習をします。「いや、そうじゃない」と言いそうになったら、「本当にそう言う必要があるのだろうか？」と考えてみます。ただうなずくか、黙って感じよくふるまっていてはいけませんか？　それで自分やほかの人に何か困ることが起きない限り、相手に対しても出来事に対しても、否定をしないようにします。

取り組むコツ

自宅や職場の目につく場所に「Yes!」のステッカーを貼ります。あるいは手の甲に「Yes!」と書いておけば、しょっちゅう気がつくでしょう。

この練習による気づき

この練習をすると、**日頃から自分がどれほどネガティブで否定的な立場をとることが多いかに気づかされます。**人に話しかけられているときの自分の心を注意深く観察すると、とくに相手が何か頼んできているときなど、頭のなかで言い訳や反論を組み立てていることに気づきます。

重大な問題の場合は別ですが、反論したい気持ちを抑えることができないでしょうか？ごくふつうの1日に起きる出来事に対する、心と体の反応に注意してみましょう。ほとんど反射的に何に対しても「イヤだ」と思っていないでしょうか？

何に対しても習慣的に否定する態度は、思考（彼の言っていることには賛成できないなど）、非言語表現（筋肉がこわばる、腕を組むなど）、言葉（「バカバカしい！」など）、行動（首を振る、あきれたように目をむく、話をしている人を無視するなど）に表れます。

ある職業の人たちは、この練習が難しいと言います。たとえば弁護士は、契約の欠陥を指摘したり、証人やほかの弁護士の主張の矛盾点を指摘したりするように訓練されています。学者たちは、互いの理論や研究を批判的に見るように訓練されています。つまり、彼らの仕事における成功は「攻撃マインド」をよりどころにしているわけです。1日中こういう態度を培う努力をしているので、家に帰っても頭を切り替えることがなかなかできないかもしれません。

この練習をしたある人は、口だけは「イエス」と言っても、心のなかには「ノー」という気持ちがあり、「その違和感によって、隠れた自分の狭量《きょうりょう》な心に気づくことができた」と言いました。また別の男性は、「人から何か頼まれるときは、ほかにやらなければならないことをあれこれ考えて悩むのが常だったけれど、ともかく『イエス』と言って、葛藤を完全に放棄してしまったら、解放的な気分になれた」と言いました。

この練習をすると、寛大な気持ちにもなります。ある人は、「オフィスにやって来る人たちを拒む代わりに流れにまかせたら、実際にはそのほうが楽だった」と言いました。

練習のやり方は、それぞれの状況に合う形に手直しして実践すればいいと思います。たとえば、子どもが家具の上で飛び跳ねるのに、「ダメ！」と言わないわけにはいきませんから、そういうときはエネルギーを外の遊び場で発散させるような工夫が必要でしょう。

深い教訓

仏教では、昔から心のなかに3つの「毒」があると教えています。**「貪欲（むさぼり）」「瞋恚《しんに》（いかり）」「愚痴《ぐち》（おろかさ）」の三毒です。**そのなかでもとくに「瞋恚」に毒されているように見える研修生たちのために考えたのが、この練習です。

彼らは習慣的に、頼まれたことや自分に起きる出来事にことごとく反発します。何に対してもまず無意識に「ノー」と反応し、それを身振りや言葉で示します。「ええ、でも……」という形で「ノー」が表現されることもあれば、何でもない言葉の裏に「ノー」が隠れていることもあります。どちらにしろ、常に否定です。

こういう人たちは、人生の大きな決断をするのに、何かいいことに向けて心を決めるというやり方ではなく、イヤなことに背を向けるという判断のしかたをします。前向きな判断ではなく、単なる反応にすぎません。

日本の曹洞宗の寺院で禅の修行をするとき、修行僧たちは最初の1年間、指示されたことに対して「はい！」という返事以外は受けつけないと言い渡されます。これはかなり強力な修行です。一見すると大人に見える彼らのなかに眠っている、わがままな2歳児や反抗的な10代のような精神に切り込むものだからです。

反論しないことによって、自己中心的な視点を手放すことになり、そのうちに自分の個人的な意見などは、たいして重要ではないことがわかってきます。他人の意見に対して反論したけれど、あとで考えればそれはたいして重要なことでなく、単にストレスを増やし周りの人たちをイヤな気分にさせただけだったということは、しょっちゅうあることです。

ものごとに肯定的な態度をとることで、エネルギーが湧いてきます。習慣的に人に逆らっていれば、生命のエネルギーを常に浪費することになります。

自分を
変える
言葉

人生とそれが与えてくれるすべてのものに、心のなかで「イエス」と言う習慣をつけよう。それによって多くのエネルギーを節約できる

WEEK 21

「青いもの」に目をとめる

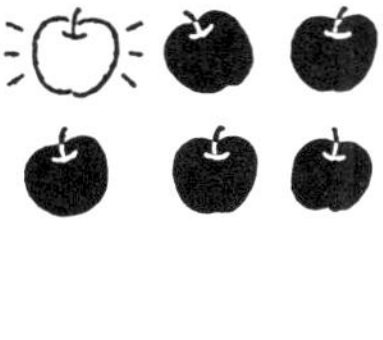

どんな練習？

身の周りにある、青い色に注目します。空のように明らかな青だけでなく、微妙な青や、色合いの違うさまざまな青を探してみてください。

取り組むコツ

手の甲や手首の内側に、青いマーカーで小さい点を描いておきます。あるいは青い紙を小さな四角に切って、ドア、冷蔵庫など家のなかの目につくところに貼っておきます。これらの印を見るたびに、ちょっと手を止めて青い色を探します。青に近い色なら何でもいいし、小さな点から大きなものまで、何でもいいのです。

視線をやわらかくして青い色を招き入れるようにすると、よく見つかります。

この練習による気づき

この練習を提案してくれたのは、色に対して鋭い感性をもつ芸術家の研修生でした。スタートして1週間後にみなが集まったとき、彼は「あらゆる色のなかに青があるのだ」と言いました。紫、緑、茶、黒のなかにさえも、わずかな青色の気配が感じられるのだそうです。

また、多くの人が「かすかなものから明らかなものまで、思いもかけない場所に本当に多くの青い色があることがわかった」と話していました。視線をやわらかくすると、さまざまな色と形が光を放つのです。ギリシャ語などでは、青のさまざまな色調が多くの言葉で表現されます。「thalassi」は海の青、「aurani」は空の青、「galzio」は水色というように。

「青い色を探すことを思い出して周りを見回すと、青いものが目に飛び込んでくるみたいだった」と多くの人が報告していました。青いものが立体的に立ち上がってくる感じです。

空という巨大な青い器は、視界の大きな部分をいつも占めているのですが、私たちはふだんろくに目を向けません。**この練習をすると、空の青さにあらためて感動できるようになります。**厚い雲に覆われていても雨が降っていても、雲のさらに上には常に明るい青い空があります。それを実感するのは飛行機に乗ったときでしょう。低く垂れ込めた雲を抜けて上昇していくと、まばゆいばかりの太陽の光が迎えてくれます。

深い教訓

青い色に意識を向けると、青い色がますます鮮やかに見え、しかもあらゆるところにあることに気づきます。もちろん急にそうなったわけではありません。青い色はいつだって明らかな色を発しています。それでも、マインドフルになったときにだけ、その色が身の周りにこれほど多いことに気づくのです。

ある人が「青」と呼んで認識している色は、果たして別の人が「青」と呼んでいる色とまったく同じものでしょうか。人は、みな独自の世界に住んでいて、ほかの人の世界を体験することはできません。一卵性双生児の経験でさえそれぞれ独自のものです。ある「青」という色をあなたのように知覚しているのはあなた1人です。それと同様に、あなたが生きている人生はほかに2つとありません。その人生を生き切ることはあなたにしかできないのです。

チベット仏教では、**人の本質は、輝かしく澄み切った広大な空のようなものだ**と教えています。とらわれない心を取り戻すには瞑想が役に立ちます。まなざしを向けるすべてのものに光が当たって、その本質を深く見ることができるようになります。

これに似たことを、私たちは日々の生活でも経験しています。たとえばパソコン画面を見つめているとき、そのなかの切迫した複雑な世界に完全に没頭しています。しばらくのあいだは、それが現実のすべてです。でも誰かが通りかかって話しかけてきたりすると、その世界から引き離されます。そして会話をしているあいだに、画面が「スクリーンセーバー」に変わります。青空に白い雲がぽっかり浮かんでいる画面です。こういう写真を見るとたちまち意識が広がり、心がパソコンの画面上のギラギラした狭苦しい言葉の世界から抜け出して上昇していきます。

私たちは心のなかのパソコン画面で、切迫した複雑な問題にとらわれてしまうことがよくあります。こんなときには、自分には選択肢があるということを思い出してください。そういう画面は最小化して、心の底の小さなアイコンにしてしまうことができます。そして本来の、広々と澄み切った心のスクリーンを開きます。アイコンに最小化した心配事などは、いつでも見たいときに開けばいいのです。

青空はたとえ見えなくても、心が曇っていたり、気持ちが雨模様だったりしても、いつでもはるか頭上にあるように、私たちの澄み切った「本性」も常に心の奥に隠れています。

自分を変える言葉

自分のことで頭がいっぱいのときは、暗く狭い牢獄にいるようなもの。そこから脱出して、晴れやかな青空のような心に自由を見出そう

WEEK 22

「足の裏」を意識する

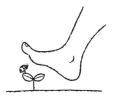

どんな練習?

1日のあいだに、できるだけ何度も足の裏を意識しましょう。床や地面に足が押しつけられる感覚をとらえます。足に伝わる温かさや冷たさも意識します。不安やいらだちを感じているときには、この練習がとくに有効です。

取り組むコツ

伝統的なやり方は、小さな石を靴のなかに入れておくことですが、もう少し痛くない方法があります。効果は少々落ちますが、「足」と書いた小さな紙を目につくところに貼るか、足あとの形の切り抜きを床に貼っておきます。タイマーを使って、適当な間隔で1日に何度かアラームを鳴らし、音が鳴ったら意識を足の裏に向けます。

この練習による気づき

この練習をすると、ふだん足にほとんど注意を払うことなく歩き回っていることに気がつきます。意識を向けるのは、足が痛むときか、つまずいたときくらいでしょう。これはおそらく、私たちが自分の存在があると思っている脳から一番遠いところにあるのが足の裏だからでしょう。

私たちは、自分という存在を思考と一体だと考えているので、心や脳は一段と高い地位にあると思っています。意識的にではなくても、体は脳の下僕のようなもので、足は脳が命じるところに移動するため、手は脳が欲する物（ドーナツとか）をつかむために備わっているかのように考えているのです。

足の裏のかすかな知覚を意識すると、常に移り変わる知覚の流れが心に満たされ、思考が入り込むすきがなくなる、ということがわかります。頭でっかちが解消され、どっしり根を下ろした感じがして、思考や感情に振り回されないようになります。足の裏まで意識を下ろしていくと、心がすっきりとして、不安が晴れていくのが感じられます。

深い教訓

心は考えることが大好きです。考えていないと、自分を導いたり守ったりする責任が果たせないと思っているからです。でも心が働きすぎると、逆効果になります。その導き方が神経質になり無慈悲にさえなります。ひっきりなしに警告を発するので、人は不安に満たされてしまいます。**考えすぎる心を、もっとほどよくバランスの取れた状態にするには、どうすればいいでしょう？　それには心の働きを「思考」から「意識」に切り替えることです。**まず体を十分に意識することから始めます。

禅の大事な修行の1つに、「径行《きんひん》」と呼ばれる歩く瞑想があります。私たちはこれを裸足で行ないます。足の裏の感覚が最もよく感じられるからです。これによって、座禅で静まった心身をふだんの生活のなかに取り入れられるようになります。経行は、「瞑想（澄み切った意識のなかで静かに座っていること）」から「生活（話したり歩き回ったりすること）」への橋渡しです。歩きながら平静な心を保つのは、そうやさしいことではありません。なぜなら、体のどんな動きも、心の動きを生み出すからです。

自分を
変える
言葉

足の裏に意識を集中すると、心の落ち着きと平静さを得られる

WEEK 23

「何もない空間」を意識する

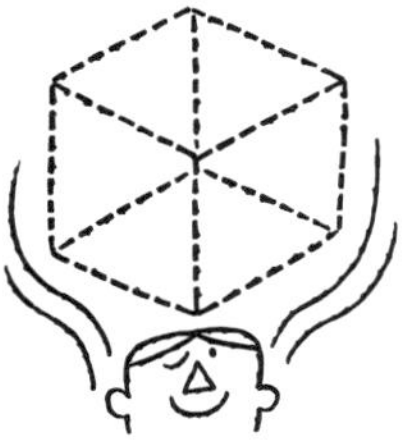

どんな練習？

特定の対象ではなく、その「周りの空間」を意識することを、できるだけひんぱんに行ないます。たとえば、鏡に映る自分の頭の周りのスペースを見ます。部屋のなかでは、家具とか人などの目に見えるものではなく、「何もない空間」に意識を向けます。

取り組むコツ

何も書かれていない紙か、「空間」と書いた紙を、目につくところに貼っておきます。

この練習による気づき

私たちの目はたいてい、モノに焦点を合わせています。家のなかなら、人、動物、家具、電化製品、食器などに注目します。屋外でも屋内同様に視野が狭く、見ているのは建物、木や草、車、動物、道、標識、人などです。モノの周りの空間や室内の空間に意識を移行させるのは、それなりの努力が必要です。しかし視野が空間に広がると、何となく落ち着いた気分になります。不安感はモノと結びついているのでしょうか。

ある研修生が、日本の「生け花」によって空間の意味を学んだ経験を話してくれました。

「生け花で、空間を意識することを習いました。空間は花そのものと同じくらい大事なんです。空間があるからこそ雑多にならず、葉や茎や花の美しさが引き立ちます」

私たちの心のなかの空間もまた、それを意識できると心が雑多な思考でいっぱいになることを防ぎ、目に映るもののシンプルさと美しさに気づかせてくれます。

また、別の人はこんなことを言いました。

「何かの周りの空間を意識すると、その物体が急に生き生きと立ち上がって見えてくるんです。考えてみれば、イスでも何でも、空間があるからこそ機能できるんですものね」

さらに別の人は、こう言いました。

「すべてのものが空間によって結びつけられて連続しているのだと感じました。」

練習の経験を語りながら、目に涙を浮かべていた人は、こう言いました。

「空間を意識することを思い出すと、壁が後退していって、あたりの空間が広がっていくような気がしました。私は自分の思考にも、これを応用しようと思ったんです。思考の周りに空間が広がり、『自分が、自分が』というこだわりが消えていきました。考えが空間のなかに浮かんでいるみたいでした。ところが、心が『自分はすごい！』と感嘆したとたん、強い自意識がまた戻ってきてしまったんです」

また、ある人は、「自分の感情の周りに空間を見出し、思考や感情は自分そのものではないのだと気づいて、新鮮な驚きを感じました」と話していました。

深い教訓

人のアイデンティティは、モノと深く結びついています。

「私は書物を集めている」「私は最新のテレビやオーディオ機器をもっている」「うちの壁には高価な絵画がかかっている」「私は猫を5匹飼っている」などというように、モノの存在が自己意識を強めているのです。

私たちは、1日中モノと関わって時間をすごします。そして自分の周りの空間に置きたいと思うモノや動物や人を欲しがります。それらの背後の空間、部屋や建物や窓の外の景色の大部分を占める空っぽの空間に意識を向けることはめったにありません。しかし、そういう空間に意識を移すと、心がホッとできるのです。

また、もう1つ大事なことは、**心のなかの空間を認識することです。**思考を手放して、その後ろにある心の大地を意識すると、たちまち安らかな気持ちになれます。私たちの苦悩は常に何らかの対象と結びついています。そして何かを手に入れたい、手放したくない、変えたい、捨てたいなどの欲望が、苦悩を生むのです。

何かに執着していることに気づいたら、それがモノであれ、思考や感情など精神的なものであれ、苦悩のタネをもっていると思ってください。**その執着を手放して、注目の対象を変え、可能性に満ちた空間を意識できるようになると、苦悩や悲しみがふくらむのを防げます。**

心の大地で休むことは、家路を見出すようなものです。赤ちゃんの意識は生まれる前から生後2、3か月まで何の執着もありません。しかしその後、言葉を覚え、考えや感情が生じるようになると、心が曇ってきます。瞑想や祈りは心を静め、私たちをその本来の地に戻してくれます。

自分を変える言葉

心を空間のように広げよう。思考や感情にまどわされてはいけない

WEEK 24

ひと口ずつ味わって食べる

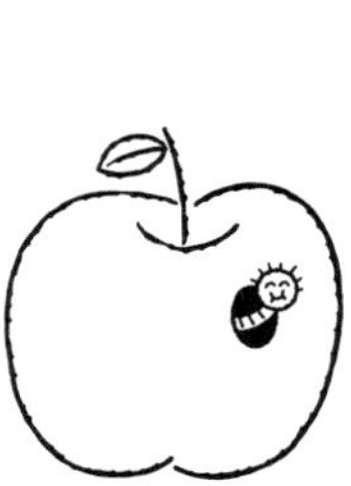

どんな練習？

これは食事のたびに行なうマインドフルネスの練習です。ひと口食べるごとに、スプーンやフォークを置きます。口のなかを意識し、食べ物をよく味わって呑み込みます。それからスプーンやフォークを取り上げ、また次のひと口を同じように食べます。サンドイッチやりんごやクッキーなどを手でもって食べている場合は、ひと口ごとにそれを皿に置きます。

取り組むコツ

食事をする場所に「ひと口ずつ」と書いたメモを貼っておきます。あるいはスプーンやフォークの形を描いた紙に「下ろす」と書いてもいいでしょう。

この練習による気づき

これは、うちの寺院で行なう練習のなかでも難しいものの1つです。この練習に挑戦すると、今までは食べる動作が「重層的」だったことに気づきます。つまり、最初のひと口をほおばると、意識はどこか遠くに行ったまま、次に食べる物をすくったり突き刺したりします。そして、口のなかの食べ物がまだ完全に呑み込まれないうちに、次を口に放り込みます。

ほとんどの時間、手が休むことはありません。前のひと口を噛んでいるあいだに、次の食べ物が空中に運ばれてきます。練習を実践しているつもりでも、集中が途切れたとたんに、手が主導権を奪い返し、噛んでいる途中なのに次を口に放り込もうとします。

こんな簡単そうな練習が、どれほど難しいかは驚くほどです。長年の習慣を変えるには、時間と忍耐と根気と、失敗にめげないユーモアのセンスがいります。

食べ物を十分に噛んで消化酵素を含む唾液と混ぜ合わせれば、消化は早くも口のなかで始まります。すると満腹感のシグナルが早く脳に伝わるので、やがてお腹がいっぱいと感じます。こういう食べ方をしていると、食事の量も適正なものになっていきます。

箸やフォークをひと口ごとに置くという食べ方は、以前は礼儀作法の1つとされていました。そうすれば、がつがつと食べることがないからです。ある人はこの練習をやったあと、こう言いました。

「今まで食べ物をろくに噛んでいなかったとわかりました。次のひと口を早く食べようとして、呑み込んでいたんです！」

この人は、自分にこう問いかけずにいられなかったそうです。

「何でそんなに急いで食事を終わらせる必要があるの？　食べることが大好きなのに」

深い教訓

じつはこれは、自分のせっかちさに気づく練習でもあります。ひと口を食べている途中で次を口に入れるようなあわただしい食べ方は、せっかちさの1つの表れです。この練習をしていると、生活のなかのほかの場面や状況でも、自分のせっかちさに気づくようになります。

待たされるとイライラした気分になりませんか？　そんなときは「人生を生きることをなぜそんなに急ぐの？　人生を楽しみたいと思っているのに」と自分に尋ねてみましょう。

ひと口ずつ味わって、ひと口ずつ呑み込むというのは、それぞれの瞬間を1つずつ丁寧に経験することです。私たちは少なくとも1日に3回、飲食をしますから、この練習をすると、マインドフルネスを実践する機会が毎日数回ずつ自動的に与えられることになります。

「食べる」という行為は、もともと楽しいものです。それなのに、食べ物を意識することなくせかせかと食べてしまったら、その喜びを経験できません。研究によれば、「人は好きな食べ物を、嫌いな食べ物よりもさらに急いで食べる傾向がある」というのですから、皮肉なことではありませんか。

食べすぎの傾向がある人は、最初のひと口を食べたときの喜びをもう一度味わいたくて食べ続けるのだそうです。しかし、味覚受容体はすぐに疲労してしまうので、どれだけ食べても最初の満足感は得られないことになります。

過去のことを考えたり先のことを心配したりして、心がどこかほかのところにいっていると、食べ物の味は半分もわかりません。**意識を口のなかに向け、その瞬間に心を置いて、ゆっくりひと口ずつ食べれば、それぞれが最初のひと口と同じように豊かな味わい深いものになります。**生活のなかにある無数の「小さな瞬間」に気持ちを込めることによって、今を生きる喜びが花開くのです。

自分を
変える
言葉

心がそこに招かれていないのなら、
口のなかのパーティもつまらないものでしかない

WEEK 25

「限りない欲望」を意識する

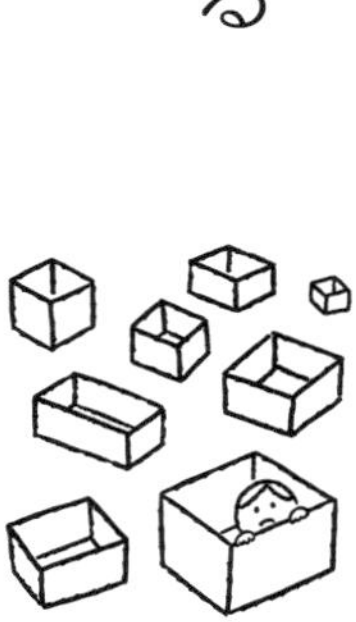

どんな練習?

1日にできるだけ何度も、心に湧いてくる欲望を意識します。

取り組むコツ

「今、何を欲している?」と書いた小さな紙を、適当な場所に貼っておきます。

この練習による気づき

「欲望」という言葉は、食べ物とかセックスに関することだと思っている人が多いようです。

しかし、ある人が言ったように、欲望を意識する練習を1日中していくと、欲望というのは朝起きたときから眠りにつくまで、常に心に生じていることがわかります。

目覚まし時計が鳴ると、もっと眠りたいという欲望が生じます。キッチンに向かうときにはコーヒーが飲みたいと思うかもしれません。この練習をすると、多くの人が自分は節操のある人間のつもりだったのに、じつは欲望のかたまりであることに気づいて愕然とします。

欲望は、人生のごく初めから人を支配しています。私の2歳の孫娘は、朝食を終えて外で機嫌よくブランコをしていたと思ったら、突然しかめっ面になって「アイスクリーム食べたい！」と言い出します。そのあとは、「チョコレーズンが欲しい！」と。2歳児の心は見えやすいので、欲望の雲がかかると、晴れやかだった心が陰っていく様子がよくわかります。絡みついてくる欲望の触手を振りほどいて気持ちをほかに向けさせるには、大人のほうに強い意志と巧みな策略が必要になります。

誰もが知っているように、欲望は「オナモミ（ひっつき虫とも呼ばれる植物で、衣服にくっついたりする）」のようなもので、くっつくとなかなか離れません。その意味では大人も幼児と大差ないのです。ショッピングモールのなかを気分よく歩いていたのに、漂ってきたシナモンロールの匂いを嗅いだとたん、心のなかに欲望が生じます。欲望はしつこくそれを食べることを要求し、交渉し、正当化しようとします。この葛藤を止めて、もっと健康にいいものに気持ちを切り替えるには、かなり強い意志の力を要します。

深い教訓

欲望そのものが悪いわけではありません。欲望があるからこそ、人間は生きていけます。食べたい、眠りたいという欲望が失われたら、すぐに死んでしまいます。セックスの欲望がなかったら、人間は存在せず、釈迦も預言者もキリストも生まれなかったでしょう。

お腹が空いたときに食べ物を欲し、それを楽しんで食べることは、もちろん悪いことではありません。しかし、その快楽が忘れられず、喜びをもたらす食べ物に固執するようになると、苦悩が始まります。「あのアイスクリーム、すごくおいしかった。もっと食べたい！」というように。あるいは、（自分への）要求のしかたを少し高尚にして「あれだけ一生懸命働いたんだから、もう1つくらい食べたっていいだろう」などと言います。

欲望は無意識の世界から、気づかれぬように私たちの行動をコントロールしています。1日にどれくらいひんぱんに欲望が起こるかを意識するようにしていると、欲望をその無意識の暗闇から引き出すことができます。そうすると、欲望が「アイスクリームが欲しい／私には食べる資格がある」と主張しても、「5キロ太ったのは何が原因か？」と考えることができます。欲望が「私は寂しい。誰かに愛されたい／愛される資格がある」と主張しても、「何でこの人とベッドにいるんだろう」と自分の行動を見つめ直すことができます。**欲望が明るい意識の世界に引き出されて目に見えるようになると、それに従うのが健全かどうか、**

意識的な判断ができるのです。

欲望にこれほど力があるのは、人にエネルギーを与えるからです。心が何かに執着すると、獲物に目をつけたハンターのように、注意力が高まりエネルギーが充満します。

「車を買いたい」と思い始めると、どこを見ても車が目に入ります。積極的に友人やセールスマンに相談したり、インターネットで比較検討したりします。そうしてようやくお目当ての車を手に入れると、しばらくご満悦で乗り回します。しかし、その興奮はどのくらい続くでしょうか？　せいぜい2、3週間からひと月がいいところではないでしょうか。憧れの車はただの車になり、心は新しいパソコンなど何か別の物に移っていきます。

欲望をもつこと自体は楽しいかもしれませんが、望みがかなってしまうと興が冷めます。こうして人は、新しい車、新しい恋人、おいしいごちそうなどを、常に追い求めることになります。この満たされない思いが、大きな苦悩と不満のもとになります。

自分を
変える
言葉

幸せが感じられないときは、「自分が何に執着しているのか」を見きわめて、こだわりを手放せばいい

WEEK 26

苦悩を意識する

どんな練習？

1日を「苦悩」に注目しながらすごします。自分のつらさ、人のつらさはどのようにしてわかるのでしょう？　どういう面に最も明らかに現れますか？　苦悩のうちでも、比較的軽いものはどんな形で現れるでしょう？　最も深い苦悩はどんな形で現れるでしょう？

取り組むコツ

「苦悩について考える」と書いた紙、あるいは不幸な状況にある人の写真を、どこか適切な場所に貼っておきます。

この練習による気づき

苦悩はいたるところに見出すことができます。人々の不安に満ちた表情からも、つらそうな声からも感じられるし、ニュースでも報道されます。苦悩を意識するようにしていると、自分の思考のなかにも、体のなかにも、鏡に映る顔のなかにも、それが見出せるようになります。

この練習をするまでは、苦悩というのは、愛する人の死とか、戦争の犠牲になった子どもたちなど、何か劇的で明らかな形をしたものだと思っていた人がほとんどです。

しかし練習によって意識が高まると、**苦悩はスペクトラムのように、ちょっとした不快感やいらだちのようなものから、激しい怒りや怒濤《どとう》のような悲しみまで、あらゆるレベルで存在すること**がわかってきます。

私たちは、人間の苦しみだけでなく、動物たちの苦しみも感じます。親しい人の苦しみはもちろん、路上で目にする見知らぬ人の苦悩も感じ取ります。苦悩は、ラジオやテレビやインターネットを通しても、私たちの心と頭に絶えず流れ込んできます。

「苦痛」と「苦悩」は同じではありません。苦痛は、人間をはじめ感覚をもつあらゆる生命が感じる肉体的な不快感です。苦悩は、精神や感情の不快感で、身体的苦痛にはしばしば苦悩も加わります。釈迦は7年間苦悩について思索を続け、身体的な苦痛は不可避であるけれども、そこに苦悩が加わるかどうかは選択可能である、という結論を得ました。

そのためには、心を制御する方法を知り、それを真摯に用いる必要があります。

たとえば、頭痛がするとします。それを「今、自分には、体の特定部分に一時的な不快感がある」とそのまま認識できればいいのですが、次のように考えてしまうことが多くないでしょうか。

「今週はこれで頭痛が2回目だ」（過去のことを引っ張り出す）

「いつかみたいに、きっとひどくなるに違いない」（先のことを予測あるいは創作する）

「とても我慢できない」（実際には以前もちゃんと我慢したし、今も我慢できる）

「私は何でこうなんだろう……」（自分のせいではない。肉体をもつ以上しかたないことだ）

「もしかして脳腫瘍かも……」（可能性は極めて低い。心配が頭痛を悪化させている）

「仕事のストレスのせいだ。まったくあの上司ときたら……」（他人のせいにする）

心を悩ませたら、肉体的苦痛がやわらぐでしょうか？　もちろんそんなことはありません。苦痛を強め、長引かせるだけです。一時的なちょっとした体の不快感を、苦悩のかたまりにしてしまいます。

深い教訓

苦悩には有益な点もいくつかあります。もし苦悩を感じることがまったくなかったら、「自分を変えよう」という意欲をもたないままに、人生を好きなように生きていくことでしょう。皮肉なことですが、「人が自分を変えよう」という意欲に目覚めるのは、最も不幸なときが多いのです。

いいかげんな予測をして最悪の事態を言い立てたり、誰かのせいにしたりという「心の暴走」を止めることができたら、「苦痛」と呼ばれる体の感覚だけを経験すれば済みます。「耐えられない」などと考えるのではなく、**苦痛をそのまま経験し、その実態を見きわめようとすれば、苦痛もまた興味深い観察の対象になります。**

苦痛が起きている部分の大きさ、その正確な位置（頭の上のほうか下のほうか）、鋭い痛みか鈍い痛みか、突き刺すような痛みか平坦な痛みか、色にたとえるなら何色か、連続した痛みか、ときどき襲ってくるのか、などを見きわめます。

痛みに抵抗しようとせず、このように研究対象にしてしまうと、面白い発見があります。抵抗すると痛みが定着してしまうのですが、単純な身体的不快感や痛みの場合は、精神的・感情的ストレスを加えなければ、そのうち改善したり消えていったりします。

苦悩は、人の心に共感を生みます。私は最初の子どもが生まれたあと、命とは頼りないものなのだと知りました。子どもを失った世界中の見知らぬ母親たちを思って泣いたものです。

苦痛や不快感にさいなまれているときは、意識を内側から外側に転換し、自分と同じように苦しんでいるすべての人に「愛と慈悲の瞑想」（練習51）を行なうよい機会です。たとえば、インフルエンザにかかったときなどは、「今、病床で苦しむすべての人が、私も含め、心おだやかにすごせますように。十分に休息して早く快復できますように」と祈ってはどうでしょう。

病気になると健康のありがたさがわかるように、さまざまな苦悩に意識を向けることによって、その対極にある多くの小さな幸福のもとに気づくようになります。たとえば、今まで見すごしていた赤ちゃんのまつ毛の完璧な美しさ、乾いた道に雨がしみ込むときの匂い、静かな部屋のなかに差し込む夕日などを感謝とともに味わえるようになります。

自分を
変える
言葉

苦悩は私たちに、自分を変えるモチベーションを与えてくれる。その変化がポジティブなものか、ネガティブなものかを決めるのは自分自身。
苦悩はまた、同じように苦しむすべての人に対する「思いやり」という贈り物ももたらしてくれる

WEEK 27

「バカ歩き」をしてみる

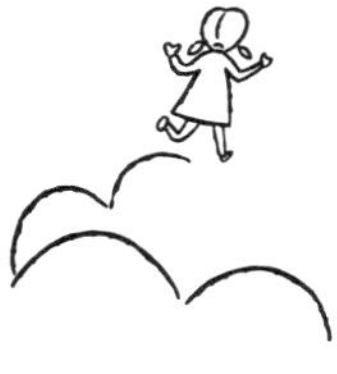

どんな練習？

1日に何度か、とくに気持ちが落ち込んだり、いらだったりしているとき、バカ、バカ、歩きをしてみましょう。一番簡単なのは、後ろ向きに歩いたり、スキップをしたり、片足で跳ねたりすることです。心や気分にどんな変化が起きるか自分の心を観察してみてください。

取り組むコツ

小さく切ったカラーテープを靴の先につけておきます。それが目に入るたびに、自分の心をのぞき込み、気分を10段階で評価します（1がみじめな気持ち、10が最高に幸福な気持ち）。それから「バカ歩き」をちょっとやってみて、もう一度気分を評価し直します。さて何か変化があったでしょうか？

「バカ歩き」のヒントが欲しい人は、YouTubeでモンティ・パイソンの「The Ministry of Silly Walks（バカ歩き省）」を見てください。

この練習による気づき

この練習は、コメディ番組「空飛ぶモンティ・パイソン」の「バカ歩き省」を見ていて思いつきました。見終わったあとに、みんなでふざけて、もっとほかに面白い歩き方はないかとやってみたのです。その結果、「バカ歩き」をすると、瞬間的に気分が変わることに気づきました。自分の気分だけでなく、周りで見ている人たちの気分もあっという間に変わります。子どもの機嫌が悪いときなど、一緒に「バカ歩き」をやってみてください。

心がネガティブになったり、落ち込みそうになっているときに、自分で心の状態を変えられるというのは、非常に重要なスキルです。精神がそういう能力を獲得するまでは、体の助けを借りて行なうのも一法です。**「バカ歩き」に効果があるのは、禅が教えるように、体と心が一体で、互いに深く依存しているからです。**

深い教訓

自分の感情を悪い状態から転換させるのに、ほかの人やモノに頼ることはできません。それは他人は自分とまったく同じ気持ちを経験することも、推し測ることもできないからです。それに他人は、釈迦が言ったように「たまたま、そこにいる存在」でしかありません。その人たちは変わることも、いなくなることも、死んでしまうこともあります。少なくとも、あなたが試験の最中にパニックになったとき、就職の面接試験でしくじって落ち込んでいるときにはそばにいてくれません。

釈迦は、最期に弟子たちをこう諭《さと》したそうです。

「自らを照らす明かりでありなさい」

つまり、**自ら気づきによってもたらされる光を灯《とも》し、起きていることを客観的に眺めるように**、ということです。この明るい光によって、小さな自己がうまく機能していない様子を観察して、それを正す方法を知ることができるのです。

次々に変化する感情や思考に振り回されることなく、不健全な気分を自ら変える方法がわかると、私たちは禅の言葉で言う「主人公」となります。熱心に練習をすると、自分の思考や気分を、その時どきの状況に応じて変化させられる自信がついてきます。絶え間なく移り変わる、予測のつかない世界に生きることへの恐怖も消えていきます。激しく変動する感情の支配から解き放たれて、真の自由を味わうことができます。

この練習によって、私たちは**「自分を軽く見ること」を習います。**自分のことや抱えている問題のことでいっぱいだった心が、「バカ歩き」をすると少し変化し、ものごとの見方も変わるのです。

日本のある高僧は、「われわれ人間というものは、愚かで無知な存在にすぎない」と説きました。**自分の愚かさに気づくとき、あるいはことさらに愚かであろうとするとき、そこから多くの可能性が開きます。**

自分を
変える
言葉

私たちは不健全な気分や思考を、自分で変える方法を学ぶことができる。そのためには道具もいらないし、金をかけることもない。ただし、ほかのスキルと同様、時間をかけて練習する必要がある

WEEK 28

水に意識を向ける

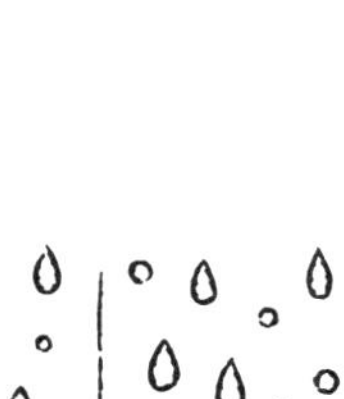

どんな練習？

今回は、水に意識を向けます。体内外の水、屋内外の水など、あらゆる形態の水です。食べ物や飲み物に含まれる水分も含め、環境のなかの水分をすべて意識します。

取り組むコツ

「水」と書いた紙や、水がポタポタ垂れている絵を貼りつけます。小さな器に水を入れて適当な場所に置いてもいいでしょう。

この練習による気づき

この練習をすると、**水があらゆるところに存在していることに気づきます。**体内にも、唾

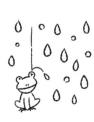

液、涙、血液、尿、胃液、関節内の液体、性交時の体液など多くの水分があります。人の体はその約70パーセントが水分で、それが失われたら、あとは干からびた細胞と塩の小さなかたまりが残るだけです。水がなければ、人はわずか数日しか生きられません。私たちは、お茶を飲んだり、みかんを食べたり、野菜サラダを食べたり、スープを飲んだりして、1日中水分をとり込んでいます。

体の外にも、水たまり、湿った土、木の葉、露、ワイパーの洗浄液、いたるところに水があります。頭上の雲も水でできています。地下の下水管のなかにも上水道管のなかにも、もっと地中深くの帯水層のなかにも水が流れています。

水に意識を向けるようになると、水とは何と素晴らしい物質なのかということに気づかされます。**水は透明ですが、無限の色を有しています。どんな入れ物にも自分を合わせることができます。**目に見えない気体にもなり、私たちは気づかずにそれを吸い込み、また吐き出しています。透明な液体になったものを、人は感謝とともにのどに流し込みます。白い雪の結晶にもなり、人間が作り出す見苦しいものをすっかり覆い隠してくれます。あるいは、つるつるした固い氷になり、人はその上をおそるおそる歩いたり運転したりします。

断水したり、トイレがあふれたり、洪水が起きたり、何か問題が起きない限り、私たちはふだんあまり水に注目することはありません。先進国の人は、清潔な水がいつでも使えるのが当たり前だと思っています。2500年以上前に、暑く衛生状態の悪い国で生きていた釈迦は、清潔な水を飲んだり、体を洗ったりできることは、最大の恵みの1つであると話していました。しかし現在でも、世界中の水の供給量が不足する懸念が高まっています。世界には多くの人たちが、安全な飲み水を得られない状態で暮らしています。大地と空から日々与えられるこの生命の恵みにどう感謝すればいいでしょう?

昔、ある若い僧が、師の湯浴《ゆあ》みのために川から汲んだ水を沸かしました。木の桶の残り水を地面に捨てたとき、師は意識が足りないとして、こう弟子を叱ったそうです。

「たとえ一滴の水でも、庭の木に与えればその命を育む。僧たちの命、自然の命、川の命を育むことにもつながる」

その言葉で、若い僧の心は開かれました。彼は一滴の水という意味の「滴水《てきすい》」という名を名乗り、やがて立派な僧(のちの嵐山天竜寺管長、明治の大傑僧・由利滴水)になったそうです。

深い教訓

水に意識を向けるようになると、その流れる性質を心に取り込むことができます。**どんな容器にも抵抗なく流れ込む水のように、軽く柔軟な心をもつようにしていると、新しい事態**

や状況の変化が起きても、そのたびに抵抗して無駄なエネルギーを費やすことなく、うまく適応できるようになります。

川や渓流のほとりに座って、変化しながらも常に流れ続ける水を眺めるのは、楽しいものです。これを眺めるのと同じ静かな目で、自分の人生の流れも見つめられないでしょうか。すべてが移り変わることも、絶え間なく流れる因果もおだやかに受け入れるのです。

水が、固体から液体、液体から気体と、さまざまな形に変化する様を観察すると、生命や「無常の真理」について何かを学ぶことができます。

人間は、しっかりした形をもっているように見えますが、じつは微細な要素が一時的に集合して形作っているにすぎません。それらの要素を結びつけている力の均衡が崩れれば（たとえば、血中カリウムのレベル低下、心拍の乱れ、一瞬のハンドル操作のミスなどが起これば）、バラバラに分解して、また元の水素、炭素、カルシウム、酸素、それに少々の熱量に戻ってしまうのです。

水にはもう1つ、私たちが学ぶことのできる性質があります。泥水をコップに注いでそのままほうっておくと、最終的には泥が底に沈み、水はまた透明になります。

私たちの心も、動揺したり、不安に駆られたり、恐怖に襲われたりして、泥水のように解決の道が見えないときがあります。**マインドフルネスはそんなときにも、気持ちを静めて本来の透明な心を取り戻すことが可能なのだと思い出させてくれます。**ただ座って何回か深呼吸をしながら、思考や感情が静まるのを待ちます。この本で紹介した練習のどれかを使うといいでしょう。

緊急の事態が起きて動揺したときに一番効果的なのは、次のような方法です。呼吸に意識を集中します。とくにお腹のあたりを意識します。そして自分の体と心のために「愛と慈悲の瞑想」（練習51）を行ないます。そのあいだも聴覚はオープンにして、周囲の音に耳を澄ませます。これで心はすっきりするはずです。心をお風呂に入れてあげるようなものです。

自分を変える言葉

禅僧・道元は料理人たちに、「水を命のもとと思って扱いなさい」と指示した

WEEK 29

高いところを見上げる

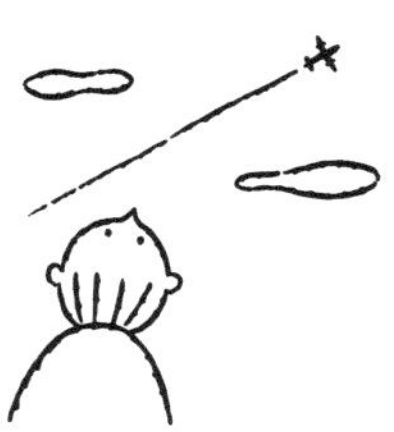

どんな練習?

1日に何度か、意識して高いところを見上げましょう。部屋の天井、高いビル、木の梢《こずえ》、屋根、丘や山の頂、空などを見上げ、2、3分間じっくり眺めます。

取り組むコツ

上向きの矢印、あるいは「上を見る」と書いた紙を貼っておきます。

この練習による気づき

私たちはほとんどの時間、周囲のほんの狭い範囲しか見ていません。人間の目は頭部の前方についているので、目が認識するのは、ふつう前方の地面から約3メートルまでの高さのものに限られています。すごく背の高い人が近づいてきたとか、頭上で突然物音がしたなど、何か日常的でないものを見たり聞いたりしたときくらいしか、上方を見上げません。

上方を見上げると視野が広がるので、狭い世界に閉じ込められていた心を解放して、ストレッチや屈伸運動をさせてあげられます。上のほうを見ると、これまで気がつかなかったいろいろなものが目に入ります。たとえば、天井の照明、建物に施された装飾的な彫刻、風に揺れる木の梢、雲の色や形、アパートの窓から外を見ている人、バルコニーから下をのぞいている人、一群の鳥が突然急旋回する様子などです。

直接視界に入っているものでも、人は案外見ていません。そういうことを調べた心理学の実験がいくつもあります。バスケットの試合を見ているときに、選手がプレイしているコートをゴリラの着ぐるみを着た人が通り抜けたことに気がつかなかったり、写真に映っている２人の顔を入れ替えても気づかなかったりします。

深い教訓

「見る」という行為は、「目に映る」ということとは違います。**何かを見るためには、視力だけでなく注意力も必要です。**バスケットの試合中にコートのなかを通りかかった着ぐるみのゴリラを見なかった人たちは、片方のチームのパスの回数を数えるように指示されており、それに気をとられていたのです。

人は、目の前の出来事に気をとられ、周りで起きていることの多くを見逃しています。その点では子どもたちのほうが、大人よりもしっかりした意識をもっている可能性があります。大人は不安感が意識の幅を狭めていて、次に起こることの心配ばかりしているからです。

上を見上げることによって、自分が生きている世界が広がり、多くのもの（鳥とか）や現象（虹とか）をそのなかに取り込むことができます。視界が広がると、自分に対する認識もまた広がります。「私、私の世界、私の悩み」と呼んで閉じこもっている小さな箱から、抜け出すことが可能になります。

また、視点も変わります。はるか頭上を旋回しているワシには、私たちがどんなふうに見えるのでしょう？　彼らの目、あるいは天からの目を通して見る自分をいくらかでも想像することができれば、**「自分が、自分が」という息が詰まるような小さな世界の扉が開きます。**

そして、心はずむ自由を感じることができるでしょう。上を見上げることは、外を見ることでもあります。

自分を変える言葉

目はマインドフルネスの大事な道具。視野を広げてよく見よう！

WEEK 30

「自分のもの」という心を意識する

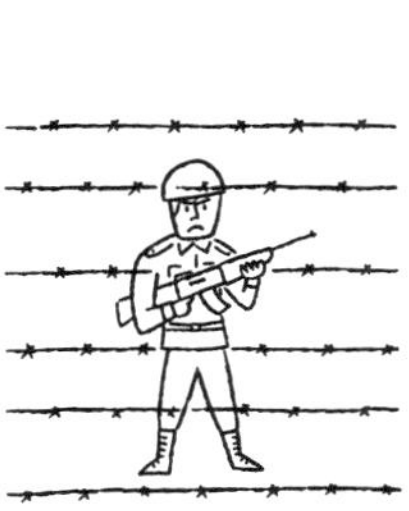

どんな練習?

今回は、自分をどのように定義しているか、その自分やテリトリーをどのように守ろうとしているかを意識してみます。みなさんは、自分をリベラルだと考えていますか? それとも保守的だと考えていますか? 国のなかのどの地域に属していると感じていますか? そういうアイデンティティをどんなふうに守ろうとしているでしょう?

いつも使うマグカップ、いつもの駐車スペース、電車で自分の前の空いた席などを、私たちはすぐに「自分のもの」と考えたがります。ほかの人がそれを取り上げたとき、自分がどんな気持ちになるか、どんな行動に出るか、1日を通して観察してみましょう。

取り組むコツ

「定義と防衛」と書いた紙を適当な場所に貼っておきます。

この練習による気づき

この練習は、チベット仏教の流れをくむマイケル・コンクリンという禅師とともに始めたものです。マイケルはうちの寺院の近くにあるコミュニティ・カレッジで、仏教の講座をもっている先生です。

あるとき、マイケルは学生たちに1週間「自己の定義と防衛のプロセスを観察する」という課題を与えました。これをやった学生たちは、「多くのことを学んだ」と言います。なかでも大きな発見は、自分たちが「自己の定義と防衛」を常時行なっていることでした。

人が特定の場所、たとえば教室の自分のイスや机、お気に入りのレストランのいつも座る奥の席、私物を置くクローゼットの棚、スポーツジムのいつもの場所などを、自分のものとして認識している様子に、このプロセスをはっきり見ることができます。

このテリトリーに、見えない境界線を侵して誰かが入ってくると、心は反応して警戒します。ヨガマットを床に置いただけで、たちまちそこを自分のものと宣言した気持ちになるのです。こんなふうに**私たちは、どこに行っても、自分の安全で小さな巣を作って、それを守**

ろうとする傾向があります。これは人生のごく初期から始まる人間の自然な発達プロセスですが、大人になって本当に満ち足りた人生を送るためには、それをいくらか修正する必要があります。

深い教訓

自分の状況を、より完全なものにして幸福感を得るためには「○○が必要だ」と考えると、そこに「欲望」が生じます。欲望の対象は、特定の車、家、食べ物だったり、学位や世間からの称賛だったり、あるいは特定の誰かだったりします。心引かれる対象が手に入らないと、不幸感が生じます。こういうときは「何かを手に入れて、それを自分の所有とする行為」によって、自己を定義しようとしているのです。

人はまた、精神が所有するものによって自分を定義することもあります。だから知識を披《ひ》瀝《れき》したり、自説を強く主張したりするのです。「この問題に関する自分の意見は正しい。だから相手が納得するまで徹底的に主張しなければ！」などと考えます。そのグループに24人いれば、自分の意見以外に23通りの意見があって当然なのに、なぜ自分の意見だけが正しいと思うのか、これは驚くべきことでもあり、面白くも思えます。

怒りやいらだちは、人が自己を防衛していることの表れです。何かあるいは誰かが、自分

が幸せになるのを妨げていると感じると、怒りが生じます。怒りを覚える相手は、特定の政治家、苦痛や病気、意見の合わない上司や同僚、鼻につく近所の人やうるさい犬などさまざまです。それらを取り除くことができないと、自分が不幸に思えます。なぜ世の中は自分の思う通りにならないのかと腹が立ちます。これもまた驚くべきことで、面白くもあります。世の中には70億の人間がいて、それぞれが違うことを望んでいるのに、なぜ自分の思う通りにならないのかと不思議がっているのですから。

私たちはまた、自分自身についてもあまりよくわかっていません。**「自分」というのは、何らかの安定した不変の存在ではなく、常に変化しています。**私たちが「自分」と呼ぶもののすべては絶え間なく移り変わるプロセスで、それに応じて好みも変化するし、体の細胞の1つひとつもいっときとして同じではありません。各呼吸は、その絶え間ない変化の流れの一部です。自分に対する意識を無理に固定しようとすれば、単に苦悩が生じるだけです。

自分を
変える
言葉

守るべき「自分」と呼ばれるものなど、存在しない。それは「思考」と呼ばれるものも含め、絶え間なく変化する知覚のプロセスでしかない

WEEK 31

「匂い」や「香り」を意識する

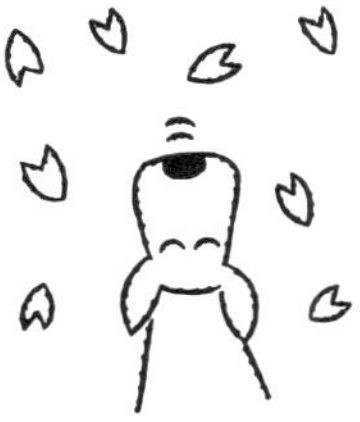

どんな練習？

今回はできるだけ多く、「匂い」や「香り」を意識してみましょう。食べたり飲んだりしているときが一番簡単ですが、そのほかのときにもやってみてください。

1日に何度か、犬のように空気の匂いを嗅ぎます。周囲から何も感じ取れない場合は、香りを創作してみてください。手首にバニラ液を少し塗ったり、鍋の水にシナモンやクローブなどのスパイスを入れて沸かしたり、アロマ入りキャンドルを灯したり、香油を嗅いだりします。

取り組むコツ

「香り」と書いた紙や、鼻の絵を、適当な場所に貼っておきます。

この練習による気づき

鼻の奥にある匂いに反応する細胞は、感情や記憶をつかさどる脳の原始的な部分からわずかシナプス2つ分しか離れていません。そのために匂いは、欲求や嫌悪などの条件づけられた反応を強力に引き出すのです。これらの無意識の反応は、その匂いに気づいていないときにも起こります。

私たちは、風邪などを引いて匂いがわからなくなったときに初めて、嗅覚のありがたさを知ります。嗅覚を永久的に失ってしまうと、うつ状態になることもあります。匂いがわからないと、食べる喜びも奪われてしまうからです。火事になっても煙に気づかないのではとか、体が汚れて臭くても気がつかないのではとか、腐った食べ物を知らずに食べてしまうのではと不安になる人たちもいます。

匂いのマインドフルネスを練習していると、自分の周囲にはじつにさまざまな香りが存在するのだと気づかされます。明らかなもの（コーヒー、シナモンロール、ガソリン、スカンクなど）も、ごくかすかなものも（戸外に出たときの新鮮な空気の匂い、自分の顔の石鹸やシェービングクリームの香り、洗い立てのシーツの匂いなど）もあります。また、**匂いが感傷、欲求、嫌悪などを呼び覚ますことにも気づきます。**

「風味」と呼ばれる豊かな味覚は、嗅覚がなければ経験できません。舌は単にいくつかの味覚――塩味、甘味、酸味、苦味、うま味（肉やしょうゆに含まれるもの）――しか感じ取れません。でも、嗅覚は数千もの匂いを嗅ぎ分け、何かの物質のほんの一分子でも感じることができます。

研究によれば、女性は男性よりも嗅覚が敏感だそうです。女性は男性を魅了するために香水をつけますが、男性がそれをどれくらいいいと感じているか、効果のほどは疑わしいかもしれません。男性がいいと感じる匂いは、パンが焼ける匂い、バニラ、肉を焼く匂いだそうです。

実際には、「いい匂い」と「悪い匂い」が決まっているわけではありません。人は、自分の環境に多い匂いに慣れるのです。私がアフリカに住んでいたとき、現地の人たちは汗と薪《たきぎ》の煙の匂いの混じった、強烈な匂いを発していました。しかし、生まれたときからその匂いに囲まれて育った子どもたちにとって、それはきっと心が休まる匂いだろうと思います。彼らにとっては、私のほうこそ「妙な匂い」だったに違いありません。暗闇のなかでも、私が近づいていくと、彼らは私だとわかりました。

西洋人が初めて日本にやって来た頃、毎日のように入浴する日本人は、ヨーロッパ人の体臭をイヤがったと言います。ヨーロッパ人は乳製品を多くとり、風呂にひんぱんに入る習慣がなかったからです。彼らは遠来の客を「バタ臭い」と表現しました。

人は、自分の体の匂いのことはよくわからないものです。ある人からは「シャワーを浴びたほうがいいんじゃない？」と言われるかもしれないし、別の人からは「おいしそうな匂いがする」と言われるかもしれません。自分の体の匂いがわからないのと同じように、性格の匂いも自分にはわからないものです。自分は他人にはどのように映っているのでしょう？

深い教訓

人の行動の多くは、無意識の条件づけによって導かれます。子どもの頃にいじめられた人は、顔や服装や話し方、時には匂いが、そのいじめっ子に似ている人に出会うと、説明のつかない嫌悪感に突然襲われたりします。これは、その相手とは何の関係もなく、単に電気的現象にすぎません。知覚的な印象がニューロンを発射させ、それが古い記憶と感情が蓄えられた場所に伝わるのです。

このように習慣化したパターンを変えるのは容易ではありません。まず、身体的知覚、思考、感情が生じたときに、意識がそれをとらえることが必要です。そして**知覚と気分が結びつく様子を注意深く観察します。**それが核となって連鎖反応が起き、一定の思考、感情、言葉、態度などが生じるからです（仏教の言葉では「カルマ」と言います）。

「知覚→気分→認識→行動」という一連の流れは一気に起こるので、それぞれの段階を意識することは困難です。しかし、匂いに関する反応の場合には、この連鎖を理解することが可能です。

たとえば、外へ出て深呼吸をしたとたん、何かの匂いを感じて、心のなかでたじろいだとします。何かの化学物質の分子が鼻孔の内部に達すると、人は匂いを「知覚」します。そのとき、脳がその正体を知る前にネガティブな「気分」が呼び起こされたのです。それから脳は、それが何かを突き止めようとします。「あ、犬の糞だ！」。これが「認識」の段階で、そのあとに意志的な「行動」が続きます。あなたはたぶん「うちの芝生で犬に糞をさせたのは誰だ！」と怒るか、家のなかにビニール袋を取りに行って糞を片づけるでしょう。

匂いは、感情や行動に強い影響を与えることがあります。思い出や古い反応を呼び起こすのです。たとえば、父親が使っていたアフターシェーブローションの匂いを嗅いだときに、幸せな温かい気持ちになる人もいれば、いらだたしい冷え冷えとした気持ちになる人もいるでしょう。それは、父親とその人がどんな関係だったかによります。

心理学者たちは、ポルノ中毒などの破壊的な衝動や行動の「脱条件づけ」をするために、ひどくイヤな匂いを利用することもあります。また、ポジティブな条件づけにも、匂いは効果を発揮します。香《こう》が瞑想の場で使われる理由は、香りと静かな集中が結びつくからです。香の匂いが漂う部屋に入ると、心は自然に静まります。僧たちは長時間瞑想を行なっていると、匂いに非常に敏感になるので、香の匂いによって瞑想時間の終わりがわかると言います。線香の先端が灰に達すると匂いが変わるからです。

心が静かでほかの知覚への刺激がごく少ないときには、香りに非常に敏感になります。私は日本で修行していたとき、ある夜、寺を取り囲む大きな竹林のなかで座禅をしました。「無言の行」の7日目のことです。2日間、台風による大雨が続いたあとの空気は、清々しいものでした。心は完全に静まり、意識は広く開かれ、静寂のなかを竹の葉が1枚ひらひらと落ちる音さえ聞こえました。

やがて、かすかな刺激を含んだ香りに気づきました。それは竹が発するものでした。それ以来、二度と経験することはありませんでしたが、あの繊細な香りをこれからも忘れることはないでしょう。あの夜の、このうえない安らぎを思い起こさせてくれるからです。

自分を変える言葉

何とも言えない喜びに満ちた気持ちになる瞑想の1つは、匂いに意識が完全に開放されていること。呼吸するたびに、匂いの変化まで感じ取れる

WEEK 32

「今夜死んでしまうかもしれない」と思って接する

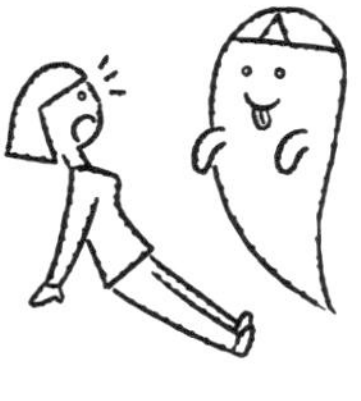

どんな練習?

1日に何度か、誰かと会ったり電話で話したりしているとき、相手について「この人は今夜死んでしまうかもしれない」と考えます。「これが最後の会話になるかもしれない」と思ったとき、話の聴き方や話し方、相手に対する態度に何か変化が現れるでしょうか?

取り組むコツ

洗面所の鏡の、顔が映るところの少し上か下あたりに、「この人は今夜死んでしまうかもしれない」と書いた紙を貼っておきます。また、同様のメモを電話のそばや、職場でほかの人と話をしながら目がいくあたりに貼っておきます。

この練習による気づき

この練習をすると、「最初ちょっと気がめいる感じがした」という人もいます。しかしそのうち、自分自身の命にも、話している相手の命にも限りがあるのだと気づくと、話の聴き方にも注意の払い方にも変化が現れます。**「この人に会うのも今日限りかもしれない」という真実に目覚めると、心が広がるのです。**

とくに相手が日常的に言葉を交わす人だと、どうしても集中力に欠けがちで、話を聴きながら半分うわの空でいることがよくあります。相手の顔をちゃんと見ずに、横や下を向いて別のものを見ていたりします。しかし、**誰もが「限りある生」を生きているのだと気づくと、周りの人を新しい目で見るようになります。**

高齢の人や病人と話をする場合、親しい人や愛する人を失ったばかりの場合には、この練習は一層心に染みます。もしも、子どもやパートナーや親とのこの世での最後のやりとりが、いらだちや怒りを含んだものになってしまったら、どんなに悲しいことでしょう。「さよなら」をもっと大事にしたら、ずっと心安らかでいられます。

深い教訓

病気、加齢、死は、この世に生を受けたすべての人に訪れるものですが、私たちはふだん、そんなことは自分や自分の大事な人には関係がないかのように暮らしています。「拒否のベール」で真実を覆っているようなものです。

この練習をすることにより、そのベールを押し開け、生命のもろさや、死がいつ訪れるかわからないという真実を意識できるようになります。血中のカリウム濃度がほんのわずか変化したり、悪性の細菌に感染したり、対向車のドライバーが一瞬居眠りしたり、心臓の電気信号が乱れたりしただけで、人の命は簡単に終わってしまうのです。

時に拒否のベールが引き上げられ、真実に直面させられることがあります。同僚や家族の誰かが不治の病を診断されたときとか、同世代や自分より若い人が、突然亡くなったときなどです。もちろん、限りある命のことを四六時中考えて、不安で頭をいっぱいにしていたいとは思いませんが、**「無常」を意識すると、日々会う人たちを大切に思うようになります。**

誰の人生も短いのだという事実に気づくと、会話のしかたが変わります。話している最中にほかのことに気を散らせたりせず、それぞれの出会いにもっと気持ちを込めるようになります。このように静かに気持ちを集中させることは、通常の人付き合いのなかではなかなかできません。私たちは毎晩、翌朝になるとちゃんと目が覚めることを、つゆほども疑わずに眠りに落ちます。しかし「自分もまた今夜死ぬかもしれない」と思えば、「今このとき」に意識をおいて、人生の各瞬間をもっと充実して生きるようになるでしょう。

うちの禅寺では、日々の「無言の行」のあとに唱える声明《しょうみょう》（仏教の儀式音楽）があり、それは次のような内容です。

忘れないでほしい。
生と死ほど重要なものはない。
時は飛ぶようにすぎ、機会は失われる。
今日がすぎれば、人生はまた1日少なくなる。
誰もが目覚める努力をしなくてはいけない。
目覚めよ！
心にとめよ！
人生を浪費してはいけない！

自分を変える言葉

死を意識することによって、生命にあふれたこの瞬間に、意識を開ける

WEEK 33

「暑さ」と「寒さ」の感覚を意識する

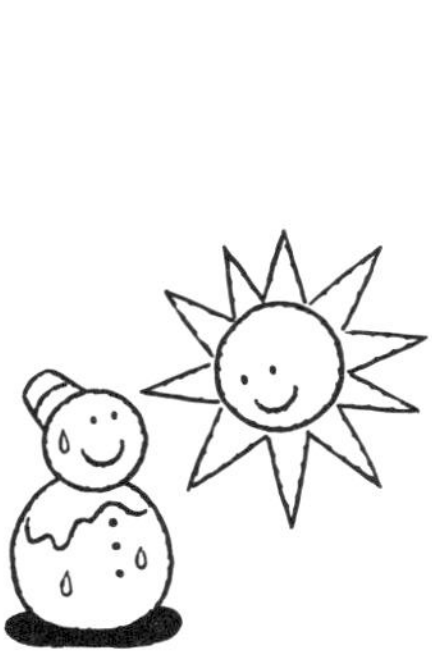

どんな練習?

今回は、「暑さ」と「寒さ」の感覚に注意を払います。体や感情が、気温やその変化にどう反応するかを意識しましょう。どんな気温に対しても平静でいられるように練習します。

取り組むコツ

温度計の絵が描かれた小さな紙、あるいは「暑さ」「寒さ」と書いたメモを、適当な場所に貼っておきます。

この練習による気づき

この練習によって、ごく限られた範囲以外の気温をイヤがる気持ちが自分にあることに注目します。どの範囲の気温を快適と感じるかは人によって違いますが、私たちはいつも「まったくひどい暑さだ！」とか「何て寒いんだ！」などと、そんな気温であることは許せないと言わんばかりに、あるいは、まるで太陽と雲と大気がグルになって、自分を不快にさせているかのように文句を言います。

そして、冷房や暖房をつけたり消したり、窓やドアを開けたり閉めたり、服を着込んだり脱いだり、ひっきりなしに何かをして温度調整をします。それでも満足感は長続きしません。温度が30度を超えると涼しい季節が恋しくなり、雨の降る冷たい冬の日は照りつける太陽を恋しがります。

しかし、湿度も乾燥も、外の暑さも、屋内の涼しさも、流れ出る汗も、すべて単なる知覚にすぎません。私はこの練習を通してそのことに気がつくと、**心が作り出していた不快さは消え去ること**がわかりました。

あるとき、うちの寺院に研修に来ていた女性が私のところにやって来て、「いくら服を重ねても、湯たんぽをしても、寒くてしかたがない」と訴えました。彼女は、自分が寒い思いを怖がっていることもわかっていました。そして、自分がなぜそういう非合理的な恐れを抱くのかを探ってみたところ、20年前に心臓の具合が悪かったことを思い出しました。そのときに体がひどく冷えてしかたなかったのです。

私は彼女に、「体の隅々に意識を向け、冷えを感じない部分がどのくらいあるか調べてみるように」と言いました。数分後、彼女は驚いたことに「体の90パーセント以上は温かく、熱く感じる部分さえある」と報告しました。わずか10パーセントの冷えが恐怖のすべてを生み出していたのです。彼女はその後、「何十年も続いた不安から解放されて重荷を下ろした気分だ」と言いました。今は暑さも寒さも楽々と我慢できるようです。

先日、私の車に乗った知人は、まだ走り出してもいないうちから車のエアコンをつけました。これは、ひと口も食べてもいない料理にいきなり塩を振るようなものです。**人々はあらゆる不快感に対して、それを感じる前から、自分の身を守るために自動的に行動するようになってきています。**より広範囲の経験のなかから何かを発見したり、調べたり、楽しんだりすることができるのに、その喜びと自由を自ら捨ててしまっています。

深い教訓

不快感に対処するために大事なのは、それを避けようとしないことです。正面から受け止めて、体が感じる真実をとらえます。その不快感の、大きさ、形、感触、色、音はどういうものでしょう？　絶えずあるのでしょうか、時どき襲ってくるのでしょうか？

強い集中力が働いているときや、深い瞑想に入っているときには、不快感とか苦痛と呼ん

でいた感覚が変化し始め、時には消えてしまうこともあります。空間に表れたり消えたり、点滅したりするだけの一連の知覚にすぎなくなるのです。これは本当に興味深い現象です。

日本の禅堂は、冬でも暖房がありません。窓も開いています。雨や雪がそれほど降りかからないというだけで、外で座っているのと変わりません。2月いっぱい続いた修行に、私はもってきた服をありったけ着て参加しました。あまりにも着込んだので、膝がなかなか曲がらなかったくらいです。肌は氷のように冷たく、むき出しの顔や手にわずかでも意識を向けるのは苦痛でした。

伝統的な禅の修行では、食事も禅堂で行ないます。指がかじかんで、箸を本当にもっているのかどうか目で確かめなければならないほどでした。この苦痛から逃れる術はありません。できることは、ただ体の中心にある腹に意識を集中させることでした。これはじつに強力な修行で、かの原田祖岳《そがく》老師がなぜ雪深いこの土地に寺院を建てることを主張したのかがわかりました。

私たちはあらゆることをして、外界の状態を自分の好みに合わせようとします。**しかし常に快適な状態でいることは不可能です。あらゆるものの性質は変化します。それを思い通りにコントロールしようとするから、人は心身ともに疲れてまいってしまうのです。**

これに関連した禅の公案があります。ある僧が（中国曹洞宗を開いた）洞山《とうざん》和尚に「暑さ寒さに閉口しています。どのようにして避けたらいいでしょうか？」と尋ねました。洞山和尚は「暑さも寒さもないところに行ったらよい」と答えます。その僧はよく理解できず「暑さも寒さもない場所がありましょうか？」とさらに尋ねました。洞山和尚は「寒いときは寒さで己を殺し、暑いときは暑さで己を殺せばよい」と答えたそうです。

この教えのなかで「己を殺す」というのは、すべてが自分にとって快適であるべきだという考え方をやっつけるという意味です。奇妙に思うかもしれませんが、**不快さや苦痛をマインドフルに意識することを練習していると、同時に幸福感を味わうことが可能なのです。**

この幸福感は、「今このとき」に存在していることの喜びや、自分が能力をつけつつあるという自信からくるものです。練習を続けていけば、今後、人生に起こるさまざまな出来事やつらいことにも対処できるという自信です。

自分を変える言葉

心が「暑い！」「寒い！」と不満を言っても、それを信じてはいけない。体のすべてが本当に暑さや寒さを感じているか調べてみよう

WEEK 34

「足もとの地球」を意識する

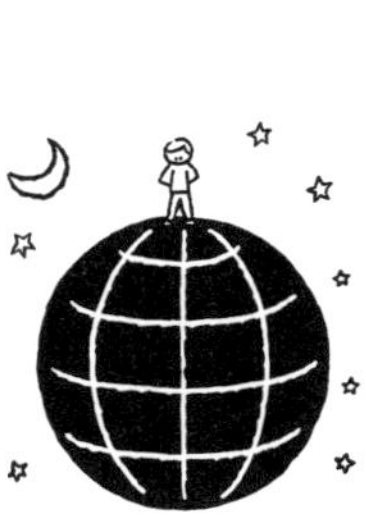

どんな練習?

自分を支えている地球に、できるだけひんぱんに意識を向けます。視覚や触感を通して感じるようにして、とくに足の裏が大地に触れていることを意識します。建物のなかにいるときは、床の下に大地が広がっていることを想像しましょう。

取り組むコツ

「地球」と書いたメモや、地球の絵が描かれた紙を、適当な場所に貼っておきます。小さな皿に土を盛って、それを机やカウンター、あるいはダイニングテーブルの上に置いてもいいでしょう。

この練習による気づき

私たち人間は1日中、地球の上を歩いたり車で走り回ったりしているのですが、生活の土台になっているこの巨大な球体の存在にまったく意識を向けません。また、地球が私たちに及ぼしている重力のこともまったく意識しません。私たちの歩みを支え、命を支えている足もとの大地を意識することは、多くの人にとって深く勇気づけられる経験です。

何かで頭がいっぱいで「今このとき」に集中できなかったり、くよくよ考え込んだりしていると、簡単に心身のバランスを崩します。**意識が足の裏から地中にまで伸びていると、根が生えたようにしっかりして、どんな思考や感情にも、予期せぬ出来事にも、簡単にぐらつかなくなります。**

禅僧ティク・ナット・ハンは次のように書いています。

「私は田舎の道を1人で歩くのが好きだ。両側には稲や雑草が伸びている。地面に触れる足を意識しながら、自分がこの地球という素晴らしい星の上を歩いていることを考える。そういう瞬間には、自分がここに存在しているという事実が、奇跡的で不思議なことに思える。ふつう、人は水上や空中を歩くことを奇跡だと考える。しかし、私は真の奇跡は人間がこうして地球の上を歩いていることだと思う……誰も気づいていない奇跡である」

釈迦は、息子のラーフラに次のような教えを残しています。

「大地のような瞑想を修行せよ。大地は自らにどんなよいことや悪いことが起きても、動じることがない。大地のように瞑想すれば、よいことにも悪いことにも煩《わずら》わされなくなる」

大地は、香《かぐわ》しいバラの水が流されようが、臭い下水がぶちまけられようが、動じることがありません。釈迦はそのことを言ったのです。

地上で人間がよいことをしようが、戦争をしようが、大地は変わることなく人間を支え続けてくれます。表面で何が起きても、地球はどっしりと足もとに広がっています。マインドフルネス、瞑想、祈りは、私たちの心と頭を、大地のごとく安定した動じないものになるように訓練してくれます。

前角老師は以前、ブエノスアイレスで開かれた国際環境会議に出席しました。師はそれまで環境問題にあまり関心を示さなかったので、「これは師にとって、いい勉強の機会では」と弟子たちは思ったのです。

帰国した老師に、私たちは「どんなことを学ばれましたか?」と尋ねました。会議は緑豊かな公有地に散在する大学の建物のなかで行なわれたのだそうです。老師は「会議の行なわれた1週間のあいだ、環境問題の運動家たちが歩道を歩かずに、近道をするために公園の芝生を横切って歩いていたのを観察していた」と言いました。

1週間後、公園の芝生は踏み荒されて泥だらけになってしまったそうです。老師は、「人間の抱える問題の大もとにあるものは無知だということの生きた証を見た」と語りました。地球をどう慈しむかを語り合い、頭を悩ませながら、人々は足もとの草と地面を踏み荒していたのです。

私たちは何か問題があると、その問題について熱心に考えたり話し合ったりします。しかしそれによって、「今、ここ」に心を置くことも、澄んだ心をもつこともできなくなると、対処すべき問題は解決されないままに残ってしまいます。

自分を
変える
言葉

足もとの地球を常に意識していることができれば、そして自分がその表面をいっときのあいだ、はい回るちっぽけな生き物にすぎないことを自覚していられれば、ほかの修行などは必要ないかもしれない

WEEK 35

「イヤだ」という気持ちを意識する

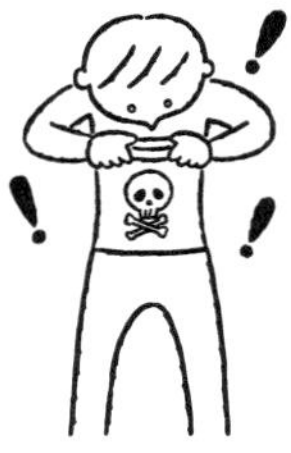

どんな練習？

何か、あるいは誰かに対して、「イヤだ」というネガティブな感情が湧いてくることを意識します。少しいらだたしいという軽いものから、怒りや憎悪といった強烈な感情まで、さまざまなレベルがあると思います。「イヤだ」という気持ちが起きる直前に何が起きたのかに注目します。どんな知覚（視覚、聴覚、触覚、味覚、嗅覚）あるいは思考に反応して、その感情が生じたのでしょう？　1日のうち、いつ最初に生じるかにも注目します。

取り組むコツ

「イヤだ」と書いた紙を、洗面所の鏡、テレビ、パソコン画面、車のダッシュボードなど、そういう気持ちが起きそうな場所に貼っておきます。

この練習による気づき

この練習をすると、「イヤだ」という感情は、思ったよりもしょっちゅう心のなかに生じるものだということに気づきます。目覚まし時計が鳴った瞬間や、ベッドから降りて腰痛に気づいたときなど、1日がそういう気持ちから始まることもあります。朝のニュースがきっかけになることもあるし、地下鉄の人の列やガソリンスタンドの車の列に並んでいるときに起きることもあるし、家族、同僚、お客さんとのやりとりによって生じることもあります。

先日、私は家の前で車に乗って、夫が出てくるのを待っていました。ふと窓の外を見ると、芝生のフェンス脇にたくさんの雑草が長く茎を伸ばしています。タネをいっぱいにつけてそれが今にも飛びそうです。私は瞬間的に「あ、イヤだ」と思い、車から飛び出して刈りばさみですっかり刈ってしまいたい衝動を覚えました。そのとき、私はこういう**嫌悪感が怒りを生むのだと気づきました。**地球上で起きている、あらゆる戦争の原因と同じです。そんなものが自分の心のなかにも眠っていたのです。

別にその草が嫌いなわけではありません。明るい黄色の花は、瞑想で思い浮かべるには最適です。近寄って眺めれば、ネガティブな心の状態はたちまち変化するでしょう。と言っても繁茂させるつもりはないので、もし刈り取るのであれば、嫌悪感からそれをするのでない状態になるまで、しばらく待とうと思いました。草刈機に乗って、草の命に感謝し、この芝生と雑草を住みかとするあらゆる生き物に慈悲の祈りをあげながら、刈り取ろうと思います。

深い教訓

自分では幸せだと思っている日々の暮らしのなかにも、こんなに多くの「イヤだ」という気持ちがはびこっていることに気がつくと、当惑してしまうかもしれません。しかし、その事実に気づくのはとても大事なことです。

嫌悪は、仏教で昔から説かれている「苦悩をもたらす3つの心の状態（三毒）」の1つです。それは、ウィルスのように、自分にだけでなく周りの人にも苦しみや痛みを与えます。**嫌悪感は、怒りや攻撃の根底にあるものです。**何かが自分が幸せになることを妨げているという思いから生じます。自分が幸せになるために排除したいと思うものは、蚊のような小さなものから、国家のような巨大なものまで、いろいろあります。

「もし、ものごとや人を、自分の思い通りにできたら、さぞ自分は幸せになるだろう」と考えるほどバカげたことはありません。それは少なくとも2つの理由でバカげています。

第一に、**たとえ世界中のすべてを自分にとって完璧な状態にできる力をもっていたとしても、その状態はおそらく一瞬しかもちません。**ものごとがこうあるべきだという考え方は人によってみな違っていて、誰もが自分の思う通りにしようと働きかけます。しかし、私にとっての「完璧」は、ほかの人にとってはまったく完璧ではありません。

次に、**世の中のすべてが移り変わるので、何ひとつそのままの状態でいられないからです。**

したがって、完璧な状態を無理に作っても、結局うまくいきません。

私は寺院の周辺を歩いているときに、心のなかに微妙なうずきを感じることがあります。かすかながら簡単に消えない「イヤだ」という感覚です。仕事に関連する部分で、修正したり変更したりする必要があること、つまり何かが完璧でないことに心が気づいているのです。**これはたとえ必要な気づきであっても、心を濁らせてしまうようであれば、しばらくのあいだは、ものごとをありのままに認める心の在り方に切り替えなければなりません。**

マインドフルネスを練習すると、どんな状況が生じても、それがどのように変化しても、生きとし生けるもののありのままの姿に、完璧さを見出せるようになります。何かを「イヤだ」と思う感情に気づいたとき、それに感謝と慈悲で対処するようになっていきます。

自分を
変える
言葉

よく知られた釈迦の言葉に、こういうものがある。
「怒りは怒りによってやむことはない。愛のみによってやむ」

WEEK 36

「何か見落としていないか」と考える

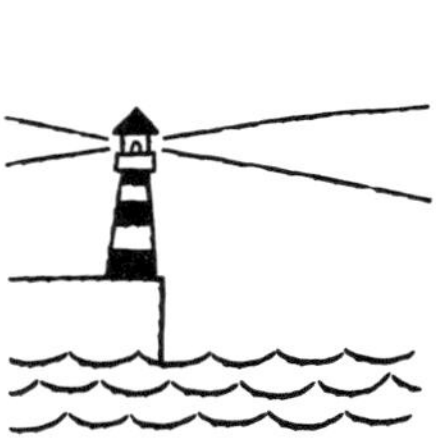

どんな練習？

1日に何度か、その瞬間、自分が何に注意を集中しているかを意識します。それから五感を開放して、「自分が見落としているものは何だろう？」と考えてみます。人間の注意力というのはたいていたいてい選択的なものです。何かを無視していませんか？

取り組むコツ

「無視？」と書いたメモをいろいろなところに貼っておきます（メモを無視しないように！）。あるいはアラームを1日に何度か鳴るようにセットしておいて、この練習を行ないます。

この練習による気づき

私たちはふだん、狭い範囲だけに注目して日々をすごしています。朝、真っ先に注意が向くのは目覚まし時計の音でしょうか？　それから、その日にやらなければならないことが頭に浮かびます。次に注意を向けるのは、テレビやパソコン画面、携帯電話の相手の声などでしょう。

通常の範囲以外に意識が広がるのは、何かふつうでないことが起きたときです。たとえば、「バン！」という大きな音がすると、耳はあたりの物音を一生懸命聴こうとします。あれは車のバックファイアだろうか、それともまさか銃声？　空を見上げるのは、天気の様子が急変したときです。何週間ぶり、あるいは何か月ぶりに見る空でしょうか？

やっていることを止めて、見たり聴いたりする範囲を意図的に広げてみると、身の周りのふだん見すごしているたくさんの出来事に気づきます。冷蔵庫が立てる音や、道路からの車の音は、いつもは耳に入りません。足もとの地面の感触も感じません。空を移動する太陽の位置も、リノリウム（床材などに使われる天然素材）の床の複雑な色合いもふだんは目に入りません。意識の範囲を広げてみると、心が解き放たれてリラックスしてくるのがわかるでしょう。まるで、これまで狭い範囲に注目するために膨大なエネルギーを使っていたかのようです。

2つの事柄に同時に100パーセントの注意力を注ぐことはできません（精神が特別に訓練されているのでない限り）。たとえば、足の裏にすべての意識を集中して、温かさ、刺激、圧迫感などを感じ取ろうとしてください。それらの知覚の一番強いところと弱いところはどこでしょう？　意識はそのままで、100から7ずつ次々に引き算してください。意識は2つのことを同時にやろうとして、足の裏と計算の両方を行ったり来たりし始めるでしょう。

心が2つのことに同時に集中できないように作られているとすると、私たちは常に多くのものごとを無視していることになります。たとえば、私たちはほとんどの時間、呼吸を無視して、体に勝手にやらせています。マインドフルネスの練習を始めたばかりの人は、単に呼吸に意識を集中させるということにもとまどいます。どういうのがふつうの呼吸なのか――どのくらい時間をかけるのか、どのくらい深く吸い込むのか、胸だけ動かすのか、お腹も上下させるのか――わからなくなってしまうのです。

呼吸を意識するためには、深く眠っている人の呼吸を観察するように、呼吸を邪魔したり無理に行なったりしないようにしなければなりません。呼吸に意識を集中すると、気がかりなことをあれこれ考えていられません。だから、**呼吸の瞑想をすると、血圧が下がってストレスが緩和されるのです。**

深い教訓

試験勉強のために本を読むとき、気をつかうメールを書くとき、テレビゲームで高得点を狙っているときなど、何かの行為に集中するときには、五感に入ってくる無数の映像、知覚、音を無視しなければなりません。それら多くの知覚をブロックするには、エネルギーがいります。しかし、目に見えないスクリーンを取り除いて、すべてのものに意識を開放してしまえば、狭苦しいかび臭い部屋から踏み出して、広々としたアルプスの高原に立ったような気分になれます。

眼科医は、本やパソコンの画面などに長時間焦点を合わせているときは、目をリフレッシュさせて視力の低下を防ぐために、「定期的にどこか遠いところを見たほうがいい」と言いますが、心も同じです。**心を狭い世界から取り出して、遠く広げてあげる必要があります。**

何かに注目しているとき、焦点を合わせているとき、注意力の幅はふつう非常に狭くなります。同様に、私たちの世界観も「自己中心的」です。「自己中心的」というのは、仏教の世界では非難の言葉ではありません。ただ単に、人間は誰でも自然に自分自身に意識が集中するものだと指摘しています。具体的に言うと、自分に喜びをもたらすものを追求するためと、潜在的に危険なものや不快なものを避けるために、注意力のほとんどが使われて、そのほかのものは無視されるのです。美しい少女を目で追い、ホームレスの男を避け、店のレジの前で隣に並んでいる人を無視するといった具合です。

瞑想や祈りを行なっているときには、追い求めたり回避したりする狭い気持ちが解き放たれます。そうすると、忙しい日々のなかで、自分がどれほど多くを無視しているかがわかります。**意識をできるだけ広く開放して、すべてのものをありのままに取り込みます。**胸が呼吸につれて上下すること、換気システムのうなり音、誰かの香水の残り香《が》、ふと思い出した引き出しのなかのお菓子のイメージなどを、非難や判断などを加えずにすべて感じ取ります。心の声が何か言い始めたとたんに、たちまち五感が閉じてしまうこともわかるでしょう。もしそうなったら、心の声を黙らせて、再び意識を開放します。

禅では、こういう状態を「無心《むしん》」と呼びます。これは単に物を知らないということではなく、知的な無知です。「無心」の状態にあるときには、多くの可能性が開きます。コオロギの鳴き声やひっそり降り出した雨の音など、それまで存在することすら知らなかった音が耳に入ってきます。静かな内なる声が、何か大事な真実を語りかけてくれます。

自分を
変える
言葉

日に一度、リフレッシュする瞬間をもつために、
何かを知ろうとすることも、何かをしようとすることもやめて、
意識を開放し「無心」のままで座ってみよう

WEEK 37

風を感じる

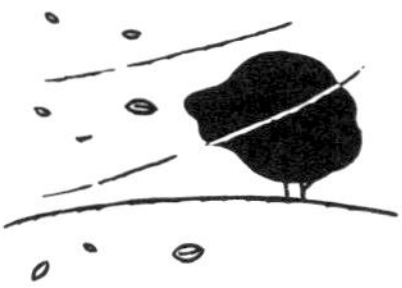

どんな練習？

空気の動きを意識します。風のようにはっきりわかるものから、息のようなかすかなものまで感じ取りましょう。

取り組むコツ

「風」と書いたメモを、家や職場の目につきやすい場所に貼っておきます。

この練習による気づき

激しい突風からやわらかな吐息まで、風にはあらゆる形態があります。1週間のあいだ1日数回ずつ、五感をオープンにして、風を意識する練習をしていると、そのうちに微妙な空気の動きに気づくようになります。

人は、風を生じさせます。息をしたり、匂いを嗅いだり、熱い飲み物を吹いたり、ため息をついたりすると、空気が動きます。室内でも、歩けば空気が体を触っていくのを感じます。乾燥機、電子レンジ、冷蔵庫などの電化製品も、空気を動かします。

ある人が、「冷たい風が入ってきたことを意識が気づく前に、体は感じて鳥肌を立てていた」と話していました。人の体は、意識を失ったときも、寝ているときも、環境を感じ取っています。気温が急に下がれば毛包《もうほう》を立て、皮膚の上に薄いダウンジャケットのような断熱層を作り出して、自分を守ろうとします。体がこのように常に自分をいたわる働きこそが、人に備わっている「仏性」の証だと、鈴木老師は言います。

この練習を通して五感が研ぎ澄まされてくると、自分が動くたびに空気の動きを起こしていることに気づくようになります。「話す」という行為もそれ自体が空気の動きですし、あらゆる音は空気の動きです。

深い教訓

風があることを、私たちはどうやって知るのでしょう？　ちょっとこんなことを考えてみてください。風の存在を知るには、４通りの方法があります。「皮膚に動きを感じてわかる」

「温度の変化によってわかる」「何かを動かす様子を見てわかる」「モノのあいだを通るときに生じる音を聞いてわかる」の４つです。

私たちが「風」と呼んでいるものは、本質的には「変化」です。見ているものの変化（木の葉が動く）、感覚の変化（肌が冷たくなる）、聴こえる音の変化（「ヒュー」という音）などによって、人は風があることを知ります。つまり、**私たちは、風を間接的に肌や鼓膜や網膜から伝わる神経インパルスを通してしか知り得ません。**じつは、私たちの知覚はすべてそうなのです。現実を直接知ることはできず、何かの存在を切り離して証明する術はありません。何かがそこにあるという意識は、神経システムのなかの電気的信号によって生じるにすぎないからです。

しかし、心が深く静まっていれば、単なる風でも、突然の気づきをもたらすことがあります。山田無文《むもん》禅師（臨済宗妙心寺派元管長。「昭和の名僧」と呼ばれ、市井《しせい》の人から「無文さん」と親しまれた禅僧）は、若い頃、重い結核に侵されていました。医者たちも、もうあまり長くないと、さじを投げました。禅師は死を覚悟して、数年間、郷里に引きこもって暮らします。そのあいだに心は、おだやかに静まり返っていきました。

ある明るい澄み切った夏の日に、禅師は庭の草花が風に揺れているのを目にし、「大いなる力」が存在しているという深い悟りを得ます。**膨大なエネルギーが自分にもすべての生き**

物にも命を与えていて、自分はその力に抱かれ、それとともに生きていると感じたのです。

そして次のような歌を詠みました。それから間もなく、不治とされていた禅師の病はすっかり癒えたそうです。

「大いなるものに　抱かれあることを　今朝吹く風の　涼しさに知る」

禅師が「宇宙のこころ」と呼んだこの大いなる力のことは、多くの人がさまざまな言葉で表現しています。この大いなる力には果てがありません。時空を超えて、どこにでも届きます。それでいて風のように、呼吸や、耳に届く音や、風に舞う花びらなど、何かほんの小さなものの形でしか感じることができないのです。

自分を
変える
言葉

鼻孔を通る息を意識するという、繊細なマインドフルネスの練習は長く続けても何の害もない。続けるうちに、空気の流れがもたらすわずかな変化が命を構成している、という気づきが得られるだろう

WEEK 38

すべてを吸収するように人の話を聴く

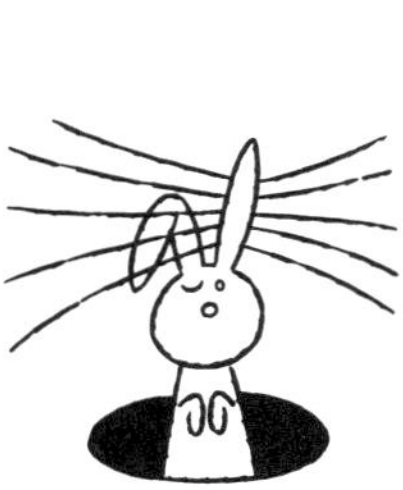

どんな練習？

相手の話をスポンジのようにすべて吸収するつもりで、静かな心で耳を傾けます。返事を求められるか、返事が必要になるまでは心のなかに何の反応も生み出さないようにします。

取り組むコツ

「スポンジのように聴く」というメモや、耳とスポンジの絵を、関係のありそうな場所に貼っておきます。

この練習による気づき

うちの寺院ではこの練習のことを、「吸収するように話を聴く練習」と呼んでいます。これはほとんどの人にとって、そう簡単ではないようです。

音楽を専門にする人たちは、音楽的な音に関しては、注意深くすべて聴き取る訓練を積んでいますが、人の話を聴くときもそれができるとは限りません。一方、優れた心理療法士たちは、吸収するように話を聴くことをふだんからやっています。相手の声音《こわね》や声の調子のかすかな変化にも注意を向けます。言葉に表れない何か、言葉とうらはらの本音、こだわり、秘めた悲しみや怒りなどが表れていることがあります。そういうときは掘り下げて話を聴く必要があります。

ところが、法廷弁護士など、敵対的雰囲気の場で働く人は、その反対の訓練を受けています。相手の話のなかに何かしら欠陥や矛盾を探しながら聴くのです。そして聴きながら、頭のなかで反論を練ります。こういうやり方は法廷では有効でしょうが、自宅で妻や子どもたち、とりわけ10代の子どもなどを相手にしたときには、とうていうまくいくとは思えません。

吸収するように話を聴くことを練習していると、自分の心のなかにも弁護士のような人格がいて、「サッサとしゃべり終わらないかな。そしたらこっちの考えを聞かせてやるのに……」なんて言っていることに気がつくようになります。こういう心の声が、心を込めて相手の話を聴くのを妨げるのです。

また、相手がしゃべっているわずかのあいだに、何度も自分の意識がさまよい出てしまうことにも気づきます。話を聴きながら、帰りの買い物のことを考えたり、このあとの約束を思い出したり、通りがかった人をちらっと眺めたりするのです。吸収するように人の話を聴くことは、そう簡単ではありません。このスキルは、習得するのに時間がかかります。

深い教訓

吸収するように人の話を聴くには、体と心をじっとさせておく必要があります。どんなにあわただしく騒がしい状況でも、自分のなかに平静な核があるマインドフルな状態です。**人の話を注意深く聴いていると、自分自身の思考が、音の風景の一部のように感じられることに気づくと思います。**道路を行き交う車の音が耳に入るように、自分の思考が通りすぎていくことはわかっても、それに邪魔されることはないのです。

この練習をグループや仲間と協力して行なう場合には、話を聴いてもらう立場も経験すると、より興味深いでしょう。自分の話を相手が吸収するように聴いてくれたときに、どんな気持ちになり、心にどのような反応が生じるでしょうか？　ほとんどの人は自分の思いをありのままに聴き取ってくれたことに感謝の気持ちを覚え、自分が大事にされていると感じます。

「シャル・ウィ・ダンス?」という映画のなかで、いつも私が感動するシーンがあります。結婚がうまくいかなかった男がこう尋ねます。

「なんで人は結婚なんかするんだろう?」

ダンスの相手の女性はこう答えます。

「自分の人生を誰かに見ていてほしいからよ。結婚するってことは、『あなたの人生は誰にも気づかれずに終わるんじゃない、私があなたの人生の証人になります』っていうことなの」

仏教の経文のなかに、「共感」に関するものがあります。そのなかで主に説かれているのは、人に対する思いやりにおいて相手の話に耳を傾けることの大切さです。

「心を込めて聴くことを練習するべきだ。そうすれば相手の言っていることだけでなく、言葉にしなかったことも、よく理解できるようになる。深く聴いてあげるだけで、相手の苦痛やつらさをかなり癒すことができる」

吸収するように人の話を聴くことのできるセラピストは、それだけで患者の癒しを促進できると言います。セラピストがひと言も発しない、というセラピーの方法もあるほどです。話を聴きながら、クライアントのなかに気づきが生じるのを待つのです。

私の知っているある学生は、自分の言葉に誰ひとり耳を傾けてくれない家庭で育ちました。「全身で自分の話を聴いてくれる人に出会えたとき、生きるエネルギーを与えられたような気持ちがした」と言っていました。誰かがじっと自分の言うことに耳を傾けてくれるというのは、それまでそういう経験がなかった人にとっては、最初は居心地が悪いかもしれません。まるで生物学のサンプルのように、自分が調べられているような気がするのでしょう。

吸収するように話を聴く練習は、自分の心のなかのうるさい声を静める効果もあります。

鏡を見たときに、心のなかの批評家が「ほら、その顔のしわ！　ああイヤだ。年はとりたくないね」などとイヤなことを言っても、その声に気づくだけで、信じることも反応することもなくなります。

自分を変える言葉

吸収するように人の話を聴いてあげれば、それだけで心理セラピーの効果がある。おまけに、これは心理学の学位がなくたって実践できる

WEEK 39

「感謝すること」を見つける

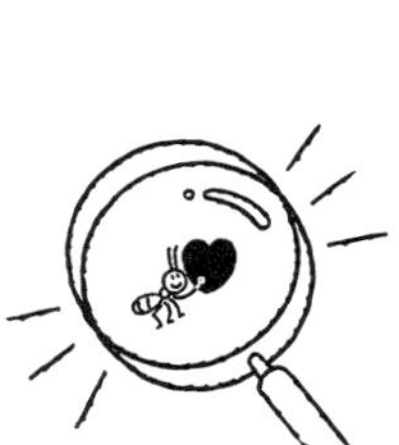

どんな練習?

1日を通して何度か、それぞれの瞬間に「感謝できることは何か?」を意識して考えます。自分自身について、ほかの人について、身の周りのこと、体が行なっていること、感じていることなど、何でもかまいません。調査でもするように好奇心をもって、「今この瞬間に、自分は何に感謝できるだろう?」と自らに問いかけてみてください。

取り組むコツ

「感謝」と書いたメモを、適当な場所に貼っておきます。

この練習による気づき

多くの人は、自分に肯定的な宣言をする「アファメーション」によって、幸福になろうとしたり、もっと前向きになろうとしたりします。「自分は愛される価値がある」「今日はきっといい日で、すべて思い通りになる」などと繰り返し自分に言い聞かせる方法です。しかし、アファメーションが大事な状況も、時にはあるかもしれませんが、こういうやり方は、心の問題を覆い隠してしまう可能性があります。このマインドフルネスの練習は、アファメーションとはまったく違うものです。

「感謝の練習」は調査です。今この瞬間に、感謝するべきことがないか探します。視覚、聴覚、触覚を駆使して探ってみてください。少しじっくり考えれば、感謝することはいくらでも見つかるでしょう。雨に濡れずにいられること、身にまとう服があること、三度の食事ができること、親切な店員に会ったこと、手に伝わるお茶のぬくもりなど、何でもいいのです。

感謝する対象を大きく2つに分けると、一方は胃袋が満たされるというように「何かがあること」、もう一方は病気や戦争など「何かがないこと」です。

「何かがないこと」のありがたさは、実際にそれらが起きて苦しい思いをさせられるまで、忘れているものです。ひどいインフルエンザがやっと治ると、それから少しのあいだだけは、健康のありがたさ、吐き気もせきもないことのうれしさ、ふつうに食べることができて外を歩くことのできるありがたさを思います。でも、病気になるまでは、健康がいかにありがたいかを考えないし、のどが渇くまで水のことは思い出さないし、停電になるまで電気のありがたさは忘れています。この練習をすると、ちょっと立ち止まって五感をオープンにし、今自分に与えられている恵みを味わうことができるようになります。

深い教訓

この練習によって、喜びを育むことができるようになります。仏教の言葉で、喜びは「ムディター」と言います。これは、**単に「自分がいい気分になってうれしい」というだけではありません。ほかの人たちの喜びや幸運をうれしく思うことも含みます。**こういう気持ちは、相手が自分の愛する人だった場合には、容易に感じられるでしょう。わが子が新しいおもちゃで喜んでいれば、自分も同じようにうれしくなります。しかし嫌いな相手や、妬ましく思う相手が、世間からの称賛や何かの賞など、自分も欲しいと思うものを得たときなどは、どうでしょうか？　わがことのように喜んであげることはなかなかできません。

みなさんは、自分の心が何かしら悪い点に注目しようとすることに気づいたことがありませんか？　自分に関してだけでなく、周りの人に関して、仕事に関して、世の中すべてに関してです。私たちの心は「自分の人生」に関する契約書を精読する弁護士のように、ミスや契約違反に目を光らせています。心は磁石のようにマイナスな点に引きつけられます。テレビの視聴者を引きつけるニュースは、自然災害、人災、戦争、スキャンダルなどです。

どうして、心はネガティブな情報に引き寄せられるのでしょう？　それは、ポジティブな出来事の場合はべつに心配する必要がないからです。いいことが起きたら、それは結構なことだと思うだけで、心はさっさとその情報を片づけてしまいます。心にとっての関心事は、自身を厄災や危険から守ることだからです。こうして自分でも気づかないうちに、ネガティブ思考が私たちの意識を染めていくのです。このかすかな悲観的傾向に自分で気づかないと、それが知らないうちにふくらんで、不安や抑うつなど、心の闇に落ち込んでいきかねません。

この傾向に歯止めをかけ、**ネガティブに偏る習慣を正し、今生きている日々にもっと満足感を覚えるためには、「感謝の気持ち」という解毒剤が必要なのです。**

自分を
変える
言葉

前角老師はいつも、「命に感謝しなさい」と言った。この命というのは、私たち自身が日々生きていることでもあり、生きとし生けるものすべての命のことでもある。両者は分かちがたいものだ

WEEK 40

「老い」の表れに目を向ける

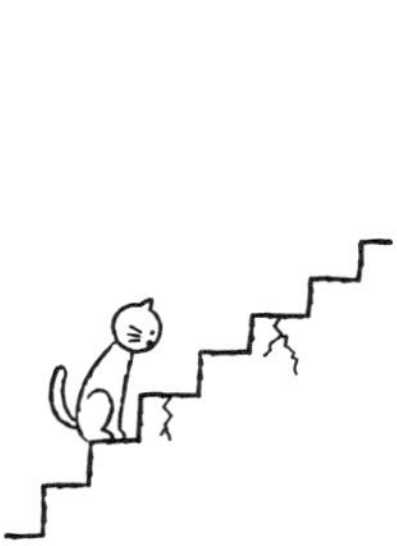

どんな練習?

今回は、自分や周りの人たち、動物や植物、あるいはモノの「老い」の表れに注目します。何かが年をとっていくことを、私たちはどうやって知るのでしょうか?

取り組むコツ

「老い」と書いたメモ、あるいは高齢の人の写真を、どこか適当な場所(とくに洗面所の鏡)に貼っておきます。

この練習による気づき

「老い」の表れは、注意して見れば至るところに見つかります。果物は腐ります。花弁はしおれて落ちます。古い建物はたわみ、車は錆《さ》びます。若い人たちも、30歳をすぎる頃からは、体の動きが以前のようではないとか、傷が治りにくくなったなどの変化に気がついてとまどいます。

私も30代に足首をねん挫したことがありますが、1か月たってもうずきと不安定さがなくならないことに、いらだったのを覚えています。「なぜ以前のように、体が思い通りにならないのだろう」と。10代の頃と同じように、どんな痛みもひと晩寝たら治ってしまうことを期待していたのです。

30歳の青年がこんなことを言いました。

「初めてmanと呼ばれたとき、違和感を覚えました。父親はmanだけど、自分はboyだって思ってたんです。初めて白髪が何本か見つかったときもイヤな気分でした」

若者というのは、「大人」になってこの複雑でめまぐるしい世界のなかで責任を引き受ける立場になることに抵抗感があるようです。選択すべきことが多くて当惑するばかりだし、自分がこの世の中で役に立つ可能性などほとんどないように思えるのです。

40歳頃になると、人は人生の少なくとも半分が終わってしまったことを悟ります。自分の人生をあらためて見直し、「心と体に力が残っているあいだに成し遂げたいことで、やり残していることは何だろう？　もう捨ててしまいたい夢はどれだろう？」と考えるようになります。
50歳をすぎると、「鏡を見て、自分の父親（母親）あるいは祖父（祖母）がそこにいるかのように思ってびっくりした」と語る人も多くいます。いつの間にこんなに年をとってしまったのでしょう。見下ろせば、しばらく見なかったあいだに、手もシワだらけです。固く閉まったビンの蓋が開けられないことや、以前のように夜遅くまで体力がもたなくなったことにもとまどいます。

私の研修に参加した70代の女性のベティは、「しわばかりが目につくので、鏡をできるだけ見ないようにしている」と言いました。研修に集まったグループの人たちに、「ベティに会って、顔のしわに気がついた人はいますか？」と尋ねました。誰も手を挙げません。顔のしわを気にしていたのは、自分の心のなかの批評家だけだったと知ってベティは驚きました。グループのある人は、「彼女のしわがきれいだなと思ったことはありります」と言いました。

意識している年齢が身体年齢と合致しないとわかると、狼狽《ろうばい》します。「心のなかの年齢は、自分が一番幸せだったときの年齢で止まっているのではないかしら」と言った人もいました。また、別の男性は、「年をとると、自然に賢くなるのだと思っていました。でも今は、努力しなくてはいけないのだとわかります」と言いました。「どうすれば賢くなれますか？」と誰かが尋ねると、彼は「ものごとにしっかり注意を払うことです」と答えました。

深い教訓

この練習の本質は、「無常」に気づくことです。あらゆるものは絶えず老化して崩壊に向かいます。それを食い止めようとすれば、ますます努力しなければなりません。

私は以前、素晴らしく美しい邸宅に呼ばれたことがあります。その家の高齢のご夫婦は裕福で、細部に至るまで完璧に手入れをしていました。しかし、地下の洗面所に行ってみると、そこは高齢の持ち主が行くのが難しい場所らしく、トイレのシートの塗装が剥がれていました。私は、この美しい家の姿を早送りして想像しました。あと数十年たてば、おそらく朽ちて廃墟のようになってしまうでしょう。

この練習をしたある人は、こう言いました。

「老いていくすべてのものを意識するようにしていました。でも、このお茶も、クッキーも、カーペットもというように、意識が次々に広がっていくと、何だか恐くなってきて、心が閉ざされてしまいました」

それはよくわかります。

ある男性は、「自分がどれくらい年をとっているかを正確に教えてくれるのは、どんな知覚なのだろう?」と考えたそうです。触感なのか、温度なのか、音なのか、味覚なのか?

「でも、わからなかった」と言います。

老いることの感覚というのは、比較によって生じるのです。比較しなければ、単なる知覚にすぎず、そこに老いの特性はありません。たとえば、私の嗅覚は以前ほど敏感ではなくなったのですが、それは若い頃、もっと匂いを敏感に感じていたことを思い出すからであって、その記憶と比較して喪失感が生じているにすぎません。

私たちは自分自身のこと以外では、生命の変化のプロセスをもっと肯定的に見ることができます。トマトのタネを手にすると心がはずみ、緑の若芽を見るとわくわくし、赤くみずみずしい実がなればそれを食べて楽しみます。葉や茎が茶色く枯れてきても、裏切られたなどと感じたりしません。枯れた茎を抜いてコンポストの上に積み上げるプロセスを楽しみます。

それに比べると、自分の人生のそれぞれの瞬間を、これほど新鮮な広い心で楽しむことは難しいようです。赤ちゃんから若者に育ち、成人して年をとり、やがて死んでいく。それぞれの段階には前も後もないのです。**あるのは、今この瞬間のありのままの姿だけです。**

自分を変える言葉

「この瞬間」にいる限り、年齢というものはない

WEEK 41

時間に遅れない

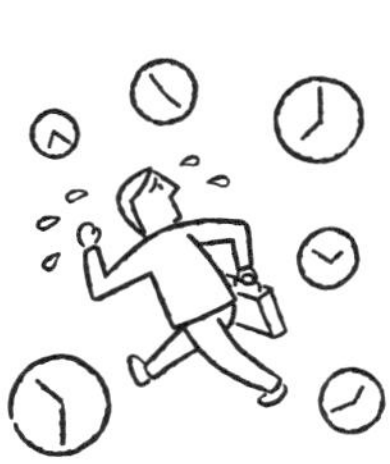

どんな練習？

今回は、どんなときにも時間に遅れないようにします。「時間に遅れない」というのは自分にとって、またほかの人にとって、どういう意味をもつのか、考えてみましょう。遅れてしまうのは何が原因なのか、自分が遅れてしまったとき、あるいは相手が遅れてきたときに、心のなかにどういう感情が起きるかも観察します（間違っても遅刻しないという人は、試しにちょっと遅れてみましょう。心身にどんな反応が生じるでしょうか？）。

取り組むコツ

時計の絵を効果のありそうな場所に貼っておきます。起きる時間、あるいは出かける時間より5分早い時間にアラームが鳴るようにセットして、遅刻しないようにします。

この練習による気づき

この練習は、文化的な違いも浮き彫りにします。日本やドイツの列車は非常に正確に運行しているので、人は時間通りに到着することができます。各自が車を運転して移動するアメリカの場合は、道路の渋滞がしょっちゅう起きるので、動かない車のなかでやきもきするしかありません。

あるアメリカ人の若者は、日本の学校で教師をしていた際に、「授業に少し遅れる」と校長に電話をしたときのことを話してくれました。彼は「連絡を入れてくれてありがとう」という返事を期待していたのですが、返ってきた答えは「日本では、私たちはほかの人のことを考えます」というものでした。30分の遅刻のために、彼はもう少しで1日分の給料を差し引かれるところでした。それ以来、彼は二度と遅れなかったそうです。

時計をわざと少し進ませておいて自分をだまし、遅刻しないようにしているという人もいました。「自分が遅刻するのはなぜなのか?」を考え、やっていることをやめることができないからだとか、それを片づけるのに十分な時間を見積もらないからだと気づいた人たちもいます。

また、遅刻する原因は、限られた時間にたくさんの用事を押し込みすぎるからだ、と気がつく人たちも多くいました。車に飛び乗る前に、これだけやってしまおうとか、もう1つだけメールを書いてしまおうなどと考えるからです。そんなときに限って、車のキーが見つからず、家に駆け戻り、必死に探し回り、ようやく見つかったときは、すでにまた遅刻というわけです。時間を守るためには、1つではなく、いくつかの習慣を変える必要があるでしょう。寝る前に次の日に着る服をそろえておいたり、お弁当の下ごしらえをしておいたりというようなことも含まれます。

この練習をしていると、心の声が聴こえてくると思います。自分の心のなかにいる批評家が「まったく何てバカなんだ」「時間もわからないのか」「いつだって遅刻だ」「そのうちクビになるぞ。どうやって家賃を払って食べていくんだ」「お前はどうしようもないな」などと責めます。また別の心の声は、理屈をつけようとします。遅刻だと気づいた時点で言い訳のリハーサルを始めるのです。「目覚まし時計が鳴らなかったんだ」「家を出ようとしたら緊急の電話がかかってきた／メールがきた。だから、しょうがない」「まったくひどい渋滞だった」。でも事実は「遅刻した」、それだけです。したがって、言うべきことはこれしかありません。

「責任は自分にある。申し訳なかった」

なかには、絶対に遅刻しないという人もいます。そういう人たちは違う練習をやってみてください。遅刻してくる人たちに対して、自分の心がどんな判断をするかに意識を向けるのです。あるいはわざと遅刻して、自分の心や体にどんな反応が起きるかを見てみてください。

深い教訓

この練習が問題にしているのは、時間そのものではありません。**問題にしているのは、時間に関する心の状態や習慣化した行動で、そういうものによって作られた自分です。**

自己評価がかなり高い人は、「自分の時間は人の時間より価値がある」と思っています。ほかにもっと重要な用事があるのだから、ぎりぎりに到着したいと考えるのです。そしてただ座って雑談するなどということは、時間の無駄だと考えます。自分のアイデンティティが高い生産性と結びついているので、仲間とのおしゃべりなどは何ら価値を生まないということになるのでしょう。

また、遅れてくる人は、非常にシャイな性格だという場合もあります。会場に入って、どこに座るべきかと考え、人と目を合わせ、会話をしなければならないことが重荷なのです。早く着いてしまうと、型のない社交的状況のなかでとまどうことになるので、少々遅れて行って会が始まっているほうが、楽だと思うのかもしれません。アジェンダもあり自分のするべきことも決まっているからです。

この練習をやってみて、自分の心が「時間がない、時間がない」と、不安や怒りをかき立てているのだと気づいた人もいます。「もっと時間があったらいいのに……」と心はいつもつぶやいています。私たちは自分の心に、**「いったいどれだけ時間があれば十分なのか？」**

と尋ねてみるべきでしょう。あるいは、どれだけあると、時間は多すぎなのでしょう。たとえば長い沈黙の祈りのあいだ、時間はフレキシブルに流れます。心が平静で集中していれば、1時間もあっという間にすぎますし、「体の一部が痛い」とか、「かゆい」とか文句を言っていれば、数分でさえも1時間のように感じられます。

頭で考えているとき、私たちは人生を「時間」と呼ばれるかたまりに切り分けています。「未来」と呼ばれる時間が近づいてきて、「今」に到達し、たちどころに「過去」になっていくかのように思いがちです。でも、それでは現在の瞬間はあまりに短く、とらえることもできません。

一方、**頭で考えていないとき、つまり「今」を意識しているだけのときには、人はあらゆる存在の「変化し流れていく」という本質と一体になっています。**そこにあるのは常に現在の瞬間だけで、時間は無関係です。考えるのではなく、「気づきの世界」により長くいるようにしていると、するべきことを成し遂げる時間が与えられ、その後、消えていきます。

自分を変える言葉

現在の瞬間にはいつも、たっぷりと時間がある

WEEK 42

「先延ばしにする心」を意識する

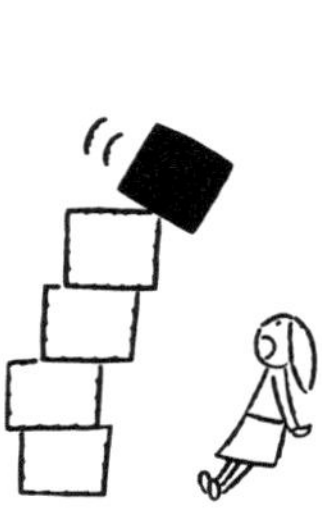

どんな練習？

今回は「先延ばし」を意識します。しなければいけないことがあるのに、ずるずると先延ばしにしたくなる気持ちと、そのためにどんなことをしているか、つまり「引き延ばし方」に注意を払います。何がそういう行動につながるのかをよく見つめ、それを修正し克服するためにどんな工夫ができるかを見ていきます。

取り組むコツ

「先延ばし」と書いたメモを、用事をあと回しにしそうな場所、ベッドルーム（汚れた衣類の山の隣など）、キッチン（洗っていない皿のそばなど）、バスルーム（乱雑な戸棚の脇など）などのキーポイントに貼っておきます。また、テレビ、ゲーム、パソコンなど、するべきことをあと回しにして向かうことの多い場所やモノにも、そのメモを貼っておくといいでしょう。

この練習による気づき

この練習について話し合いをすると、ほとんどの人が何かしら、先延ばしにしている例を挙げてくれます。かけるべき電話、書かなければならない報告書、手紙、申込書、するべき大事な話などです。

ある女性は、「本当は年末に家族や友だちに出すべき恒例の手紙を、2月になった今やっと書き始めたところだ」と言いました。本文はコピーですが、それにメッセージを書き加えなければと感じていて、そのためにあとひと月はかかりそうだということです。この人の場合は、先延ばしにする理由をよく考えてみたら、「投函したあとで書いた内容にまずい点があったらどうしようと思うので、なかなかとりかかれないのだ」とわかりました。

これもまた、**心のなかの批評家が自分自身を窮地に追い込んでいる例**と言えます。手紙を投函したとたん、心のなかの批評家が「あの書き方はまずかった」などと自分をさいなむのでしょう。完璧なものにしようとして作業が遅れたら遅れたで、心のなかの批評家がまたいらだちます。この批評家の世界には「これでＯＫ」ということがないのです。ケチをつけることが仕事なので、それに励んでいるだけです。

ある人は、1通の申請書を書くことをずっと先延ばしにしていて、心が言い訳ばかりしていることに気づきました。「あれさえなければ、書けるんだけど……」というのです。ところが実際には、使える時間を無駄にしているとわかりました。

また別の女性は、パソコンで手紙を書き、推敲し、プリントし、封筒を探し、正しい住所を確認するという一連の作業の各段階で、自分がグズグズと先延ばしをしていることに気がついたそうです。「それぞれの作業が、実際よりもはるかに難しく時間がかかるものと思い込んでいたみたいです」と彼女は言いました。

この練習をすると、1日のあいだに先延ばししたり、怠けたりしていることがたくさんあることに気づきます。台所の流しに、「あとで洗うからいいや」とか「誰かが洗ってくれるだろう」と汚れた皿を置きっぱなしにする。脱いだ服を床に放り出しておく。起きたあとにベッドを整えないままにする。投げ捨てたゴミがゴミ箱に入り損ねたけど、見て見ぬふりをする。トイレットペーパーを換えるのが面倒なのでほんのちょっと残してそのままにしてくる。ほかにもいろいろあるでしょう。

この練習は、**「今すぐにやる」というモットーを取り入れること**でもあります。

ある男性は、「朝ベッドから出ることから始まって、1日中あらゆることを先延ばしにしている自分に気づいた」と言いました。また別の人は、「先延ばしにしてもいいことはないことに気づいて、問題が解決した」と言いました。朝もベッドのなかでグズグズすればするほど、起きるのが難しくなるとわかったので、今は目覚ましが鳴ったらすぐに起きるようにしているそうです。彼はこう結論づけました。

「頭であれこれ考えることが、誠実な人間であることの妨げになるんです」

深い教訓

先延ばしをしないというのは、責任を引き受けることです。乱れたベッドを整えるなどの物質的なものだけでなく、誤解や過ちをそのままにしないなどの精神的な面も含め、すべての不始末の責任を自分できちんと引き受けるということです。

日本にある私の師の寺院では、（もともと縁《ふち》が欠けていた小さな皿でさえ）何かを壊したら、ちゃんと報告して謝罪します。寺院にあるすべてのモノに、みなが責任を感じています。

人々は、非常に忙しく毎日を送っているため、なかでも一番基本的で大切なことをあと回しにしがちです。それは、ほかの宗教ではいろいろな言葉で呼ぶと思いますが、仏教では「目覚め」と呼ばれるものです。こういう精神の修養の大切さを理解してはいても、衣食住や育児など多くの用事にまぎれて、それをなおざりにしがちです。

即席に喜びが得られることや、努力を必要としない楽なことに流されて、大事なことを先延ばしすることもあります。たとえば、論文を書き上げなければならないのに、映画を見に行ってしまう。あとで必ず具合の悪い状況が起きるのに、そのことは考えません。

また、気分が乗らないので、やるべきことを先延ばしにする人もいます。その用事にとりかかることを考えただけで、緊張したりうんざりしたりして、先延ばしするのですが、先に延ばせば不安はいっそうひどくなります。プロジェクトがなかなか始まらなかったり、完成しなかったりするのは、始まってしまうと、失敗することも批評を受けることもあるので、それを恐れるからです。仕事すること自体を避けて、夢想やアルコールに逃避して、現実を忘れようとする人たちもいます。

先延ばしは、当然ながら対価をともないます。避けようとしているそのイヤなことがいずれやってきます。この練習の核心は、**そのイヤなことから逃げるのをやめることにあります。**立ち止まって回れ右して、今まで避けてきたそのものに向かって真っすぐに歩き出すことです。それを「ＴＯ ＤＯリスト」の一番上に書き、起きたら真っ先にそれにとりかかります。グズグズしたくなる気持ちが起きる前に始めてしまうのです。

ある晩、私はある女性を見舞いました。中年の女性ですが、がんに侵されてもうあまり長くありません。彼女は世間から尊敬されていた学者で、仏教に関する古い中国の本を翻訳した人でもあります。白い大きなベッドに横たわっていた彼女は、すでに骨と皮のような状態でした。あと数日の命だと言います。少し話を交わしたあと、私が失礼しようとすると、彼女は残念そうに、こう言いました。

「いつか座禅の練習をしたいと思いながら、あと回しにしてきたの。いつかという日は、もうこないわね」

彼女の言葉を思い出すたびに、**「今、何が一番大事なのか？」**を考えて、それをあと回しにするまいと思うのです。

自分を変える言葉

もし、「あと1週間の命」と言われたら、自分にとって一番大事なのは、何をすることだろうか？　あるいは誰に何を告げることだろうか？

WEEK 43

舌を意識する

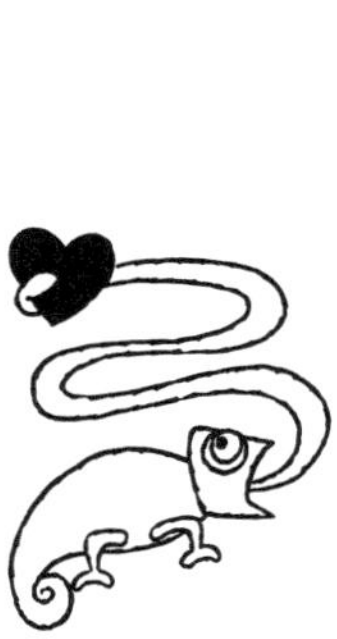

どんな練習？

1週間、食べたり飲んだりするときに、舌を意識しましょう。食事をしながら意識がほかのところに行き始めたら、また舌に戻します。こんなことを自分に尋ねてみます。「舌は今この瞬間に何をしているだろう？　何を感じているだろう？」

次々変わる温感、舌触り、味、風味などに意識を向けます。いろいろな味を最も敏感に感じるのは舌のどの部分でしょう？　舌はどんな動きをしているでしょう？

取り組むコツ

舌の絵を描いた紙を、食事する場所に貼っておきます。

この練習による気づき

「舌がどんな仕事をしているのか」を意識をするのが難しければ、いったんわざと舌をできるだけ動かさないようにしてみます。ゆっくりと食べ始めて、どんなことが起こるか見てください。飲み物を吸い込むことや、食べ物を口に入れ、噛み、呑み込むという一連の動作が、舌の助けなしにできるでしょうか？

「噛む」という動作は、舌が助けてくれないと、単に歯が上下してクチャクチャやるだけで、一向にうまく噛めません。舌というのは、じつにめまぐるしく多彩な仕事をこなしているのです。休む暇もありません。噛んで、味わって、呑み込んで、口のなかを掃除しなければなりません。

また、舌は歯のあいだを大急ぎで出たり入ったりしながら、食べ物を混ぜ、場所を動かし、左右に配分します。まるで小さな雑役夫のように、その鋭敏な舌先を使って口の隅に残った食べ物のかけらも見つけ出し、歯に何かくっついてないかもチェックします。

舌はまた、味を感知します。基本的な味は、塩味、甘味、酸味、苦味などですが、最新の研究によって舌は、うま味（タンパク質のおいしさ、風味）、カルシウム、脂肪分、ミントの爽快感、スパイスの辛味、金属の味までも感じ取れることがわかっています。

舌はまた、呑み込む行為にも重要な働きをしています。呑み込むタイミングを、舌がどのように測っているかを観察すると、興味深いでしょう。この練習をすると、舌の働きなしには、食べることも、呑み込むことも、話すことすらもできないことがすぐに理解できます。古代の刑罰に舌を切り取るというのがあったそうですが、非常に残酷な刑です。

深い教訓

この舌の練習は、マインドフルネスの力を最もよく表している例の1つです。**静かな心で何かに気持ちを注ぐと、どんな小さなものも花開いて、宇宙全体を見せてくれるのです。**いつもそこにあるのに、ふだんは目に触れない宇宙です。舌は、いつもは口のなかの鼻の下あたりに隠れています。舌の存在を意識するのは、うっかり噛んでしまったり、熱いものでやけどをしたりしたときくらいです。

この練習で舌に注目し始めた人たちは、みな驚きます。「まるで口のなかに小人が住んでいて、そこで起こることすべての面倒をみてくれているみたいだ」と言った人もいます。

舌は、よけいな介入をしないほうが、よく働くことができます。世の中には、邪魔もコントロールもせずに、まかせておくのが一番ということがたくさんありますが、これはまさにそのいい例です。舌に指示を出して働かせるなんてことは不可能です。「そこにある食べ物のかけらを右側に移して。おっと、歯が来るからよけて！　はい、今呑み込んで。あ、待って！　息を吸うから」なんて、とてもやってられません。舌が私たちのためにやっている複雑な仕事は、コンピュータでプログラミングすることもおそらく無理でしょう。

舌は私たちが母親の胎内にいるときから、24時間休みなくずっと面倒を見てくれています。それなのに傷つけでもしない限り、その存在に気づきもしないのです。**私たちが生きるうえで、何かに支えられ世話をされているのに、それに気づくことも感謝することもないものはたくさんありますが、舌もその1つです。**

いつも変わらず足もとにあって一歩一歩を支えてくれる大地、酸素21パーセントと窒素78パーセントの理想的な割合で私たちをとり巻く大気、命に欠かせない大気中の水分などを、私たちはふだんありがたいとも思わずにすごしています。このような練習で、舌のひそかな働きに気づくことができると、練習をすれば必ず、そのほかの恵みを与えてくれる多くのものにも気づきます。

自分を
変える
言葉

舌は、それ自身が「叡智」をもっている。ほかのものと同様に、コントロールしようとしなければ一番うまく働く

WEEK 44

「いらだつ心」を意識する

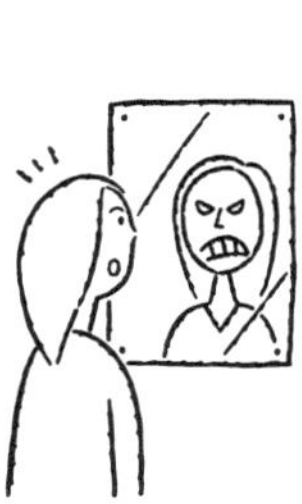

どんな練習?

心に「いらだち」が生じたら、それに意識を向けます。いらだちを示す体のシグナル(指でテーブルを叩くなど)や、心の声(「早くしてくれよ!」など)に注意しましょう。自分に「なぜそう急ぐの? 急ぐとどんないいことがあるの?」と問いかけてみます。どんな答えが心に浮かぶでしょう。

取り組むコツ

「いらだちに注意」と書いたメモを、適当な場所に貼っておきます。とくに、いらだちが生じそうな場所に貼っておくといいでしょう。

この練習による気づき

現代の世の中では、誰でも「いらだち」をしょっちゅう経験します。渋滞で車の流れが遅くなったり、動かなくなったりすればイライラします。誰かが会議に遅れてくるといらだちます。待たされてそのあいだ何もすることがないと、いらだつのです。

いらだっているときの身体的シグナルは人によってさまざまですが、脈拍が上がったり、指でテーブルを叩いたり、足を揺すったり、胸やお腹のあたりが締めつけられる感じがしたり、落ち着きがなくなったりします。

いらだちの精神面の兆候は、落ち着きのなさ、集中力の欠如、じれったい気分、心のなかで発せられる（時に、実際に口に出すこともある）次のような言葉です。「どれだけ待たせるんだ、信じられない！」「いったい何をやってるんだ！」「このまぬけ。さっさとやれ！」などで、もっと口汚いものもたくさんあります。

いらだちという感情を、人がいつ、どこで身につけるのかという疑問はとても興味深いものです。両親がイライラするタイプだったのかもしれないし、学校で身についてしまうのかもしれません（先生の話が面白くない、授業が早く進みすぎる、逆に遅すぎるなど）。

忍耐力に欠ける人たちは、相手が話し終わるまで待てないことがよくあります。「結局、こういうことだろう」と勝手に思い込んで、話の途中で割り込んで生半可な返事をします

（こういう習慣を直すには、練習38の「すべてを吸収するように人の話を聴く」が効果的です）。

なぜいらだつかというと、気持ちが現実より先に行ってしまって、強引に時間を早く進めようとするからです。 自分がイライラしそうだと早めに気づいて、「今この瞬間」、つまり呼吸、肌に触れる衣服の感触、部屋のなかから聴こえる音などに意識を戻すことができるようになると、いらだちが消滅します。

深い教訓

いらだちは、仏教で教える「三毒」のうちの「瞋恚《しんに》（いかり）」の一側面です（あとの二毒は、「貪欲」と「愚痴」）。これら3つを「毒」と考えるのは理に適《かな》っています。どれも人を心身ともに病んだ状態にするからです。**「いかり」は、何かあるいは誰かを取り除きさえすれば、自分はもっと幸せになれるに違いない、という誤った思い込みです。** いらだちは、「嫌悪」の比較的おだやかな形です。

心の声や体がいらだちを表したときには、自分にこう尋ねると効き目があります。

「そんなにあわててこれを終わらせて、いったい何がしたいの？」

たいていの場合、心はこう答えるでしょう。

「そしたら、次の用事にとりかかれるじゃないか」

さらに、こう質問してください。

「これをあわてて片づけて次の用事にとりかかるんだね。その用事を急いで終わらせてからどうするの？」

その返事にも同じように答えてください。

「それからどうするの？」

そのうちに気がつくでしょう。急いでこの時間を終え、急いでこの日を終え、今週を終え、今年を終え……結局人生が終わってしまう……と。**私たちは心が急《せ》くときには、人生の終わりに向かって急いでいるのだということを思い出す必要があります。そういう生き方を、私たちは本当に望んでいるのでしょうか？**

また、人は退屈なことやつまらなく感じる仕事（たとえば皿洗いなど）を、急いでやろうとする傾向があります。そんなことは早く終えて、もっと面白いことやリラックスできること（ネットショッピングをしたり、ビデオを見たり）をしたいと思うのです。しかし、人生のいろいろな場面にマインドフルネスを取り入れることができれば、急いで片づけたいと思っているその行為自体が面白くなります。心が私たちの首にひもをつけて、未来に向かって引っ張ろうとしなければ、それらの用事をリラックスしながら十分に楽しめるのです。

「イライラ」は怒りの一形態ですが、怒りや嫌悪の裏には決まって「恐れ」があります。その恐れを特定できれば、怒りを消すこともできるかもしれません。そこで考えてみてください。いらだちの裏にある恐れは、何でしょうか？

それは、**「自分には十分な時間がない」という不安**です。これは現実的な不安でもあるし、非現実的な不安でもあります。現実的というのは、人の命はいつ終わるか知れないからです。死ぬ前にやっておきたいことも、経験したいこともたくさんあります。また、非現実的なものでもあるというのは、時間は人の心が作り出すものだからです。

心を静め、澄み切った気づきのなかで、ものごとの流れと一体になれば、時間は消滅します。永遠の静謐《せいひつ》が広がるなかでおだやかな気持ちでいられます。

自分を
変える
言葉

いらだちは、私たちの人生を盗み取っていく。いらだちを感じたら、深呼吸をし、耳を澄まし、知覚に集中して、「今このとき」に意識を戻そう

WEEK 45

不安を意識する

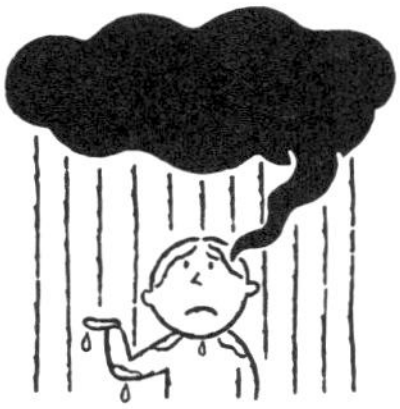

どんな練習?

今回は、「不安」に意識を向けます。不安に関わる体の感覚、感情、思考などに注意しましょう。心拍数が早くなっていませんか?　いろいろな思いが駆け巡っていませんか?　1日のうち最初に不安が生じるのはいつですか?　1日に何度か、していることをやめて、自分が不安を感じていないか確かめてみます。どんなことをすると不安が強くなるのか、静まるのかもわかってくると思います。

取り組むコツ

「不安?」と書いたメモ、あるいは心配そうな表情の写真を、適当な場所に貼っておきます。見るたびに、自分の心をのぞき込んで不安の症状や兆候がないかを確かめます。

この練習による気づき

この練習をした人たちは、「不安」というものが、思っていたよりずっと身近なものだとわかって驚きます。現代社会には不安があふれているので、マインドフルネスの練習によって心が静まって周囲に調和するまで、その存在に気づかないのです。

目覚まし時計や、朝一番に電話が鳴ったりするときに、不安が生じるという人もいます。目が覚めたとき、すでに不安な気持ちだという人もいます。朝のニュースから不安が生じるという人もいるし、通勤の途上でふいに不安に襲われるという人もいます。

体が感じる不安の兆候は、人によってそれぞれです。心拍数が早くなったり、呼吸が浅くなったり、胃のあたりが緊張したり、脇の下がうずいたり、足が細かく揺れたりします。あるいは、「また失敗するかもしれない」「彼に捨てられるんじゃないだろうか」「この状況はどうにもならないかもしれない」「何か悪い病気だろうか。もう助からないのでは」などと、さまざまな思いが交錯します。

不安が生じる独自の状況に気づいてそれを観察できるようになると、そこにパターンが見えてきます。つまり、**特定の出来事や状況が起きると不安がたちまち起こるという、一定のパターンがある**ということです。このような「不安のタネ」は子どもの頃にまかれることもあります。ある男性は「幼い頃、兄にふざけて首を絞められ、危うく死にそうになって以来、首周りのきついシャツや、タートルネックのセーターを着ると、必ず不安が襲ってくるのだ」と言いました。

深い教訓

不安とは、自分が周囲から切り離された孤独な存在で、「他者」によってあらゆる方面から脅かされているという考え方の表れです。**不安が生じた兆候を早い段階でとらえ、追い払う方法を編み出すことが大事です。** たとえば、深い呼吸は、不安に対して毒消し作用があります。

不安の本質をはっきりと知るためには、その奥底まで見なければなりません。不安は常に「思考」をともなって現れます。これらの思考は、心のなかのちょっとしたやりとりの形で起こるので、最初はなかなか気づきません。思考は必ず、「過去（直前のこともあります）」に言及したり、「未来（すぐあとのこともあります）」を推測したりします。

しかし、心が「今、ここ」にあるときには、何も考えずに単にその瞬間を経験しているにすぎません。何か危険な状況、たとえば、自動車事故の真っただなかにあるとき、人はそれをまざまざとスローモーションを見るように経験しているだけです。恐怖や不安が生じるのはあとからです。

「水たまりが凍っててタイヤが滑ったんだわ！　下手をしたら死んでたかも……。そしたらうちの子たちは孤児に！　またあんなことが起きたらどうしよう」

思考は不安を生じさせ、さらにエスカレートさせます。運転しながら不安に満ちたことを考えているとき、運転以外の活動を同時にしていることになります。運転しながらの電話は危険だと誰でも承知していますが、心のなかでも似たようなことをしているのです。

日々の生活のなかで、人は次のどちらかの状態にあります。体が起きていて、緊張、不安を覚えている「目覚めているとき」と、体が横たわっていて、リラックスし、おだやかな「寝ているとき」です。瞑想では、これら２つの状態のいいとこどりをします。脳は平静で注意深く、体は起きていますがリラックスしていて、心は強くて開かれています。

不安が忍び寄ってくるのを感じたら、「あ、不安が湧いてきた」と、それに注意を向けます。**不安を居座らせるのは思考なので、思考に入り込まないようにして、深呼吸や「愛と慈悲の瞑想」（練習51）などで対応します。**これをやっていると、いち早く不安を見つけて叩くことができるようになります。不安が作り出す習性のパターン、つまり心の轍はしだいに浅くなり、不安に絡みつかれなくなるでしょう。一方で、こんな反論をする人たちもいます。「不安から解放されてしまったら、将来に向けて計画を立てなくなります。不安を消すと思うと、かえって不安を覚えます。まるで海にぷかぷか浮くクラゲみたいに、人生に流されるだけのような気がするんです」

しかし、これは不安をなくすことと、計画を立てないことを混同しています。この2つはまったく違うものです。不安が計画の上に覆いかぶさっていると、実際には計画作りが妨げられます。不安というのは自己中心的なので、客観的な視点がもてないからです。よい計画は客観性から生じるもので、感情が生み出すものではありません。

不安がわしづかみにしている心を解き放つための大事なカギは、**「考える」を「経験する」に切り替える方法を見つけることです。**とくに身体経験に意識を集中します。呼吸の流れを感じたり、いろいろな音に耳を澄ませたり、さまざまなものの色や形に注目します。

真に「今この瞬間」を生きていると、すべてのものは動きがゆっくりになり、まざまざと視界に入ってきます。ものごとは1つずつ、きちんと順を追って進み始めます。そして不安はいつの間にか消えています。すべてが平穏な状態に戻るのです。

自分を
変える
言葉

不安は、ひそかに広がって幸福を破壊する。不安が依存するのは過去や未来に関する思考である。「今この瞬間」には、不安は存在できない

WEEK 46

マインドフルに運転する

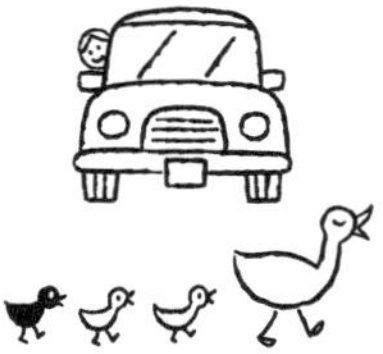

どんな練習?

車に乗ったときに、運転に意識を集中します。自分の体のすべての動き、車の動き、聴こえてくる音、習慣になっている動作のパターン、運転中の思考パターンに注意を向けましょう。

車を運転しない人は、自転車に乗るとき、ほかの人の車に同乗するとき、バスや電車に乗るときに、この練習をしてみてください。

取り組むコツ

車のハンドルやダッシュボードに、メモを貼ります。ただ運転の邪魔になっては困るので、発車させる前に外してください。降りるときにまた元に戻し、次に乗るときに目に入るようにします。

この練習による気づき

この練習をした人たちは、「初心に返ったようだった」と言いました。無意識に運転するのではなく、あらゆる微妙な動きを意識するようになります。

この練習は、車に乗った瞬間から始まります。太もも、お尻、背中に触れるシートの感触、床に置いた足の感覚、エンジンをかけるときのキーから伝わる抵抗、動いているエンジンの振動を意識します。

手はどこにありますか？　ハンドルの上部、横、あるいは下のほう？　ハンドルは片手で握っていますか？　それとも両手？　運転しながらどんな感情が湧いてきますか？　よく聞くのは、ほかの車が横入りしてきたとき、カッとなって平静さを失うということです。

私は、車を運転しているときに道路の感触を意識するのが好きです。タイヤを通して、意識を道の舗装に向けるのです。車が自分の体で、タイヤが足のような感覚です。家の前から道に出るとき、一般道路からハイウェイに入るときの、道の凸凹や振動の違いにも注意を向けます。エンジンの音、風の音、タイヤの音など、運転中のさまざまな音に耳を澄ませます。

私は以前、日本人の禅僧、原田老師を車に乗せて、ワシントン州からオレゴン州まで走ったことがあります。州境を越えたとき、老師は半分眠っているように見えたのですが、その瞬間に道の状態の違いと音の違いを指摘しました。私は、長い移動のあいだも老師が集中を保っていることに感動し、自分もさらに精進しようと誓ったものでした。

「マインドフルな運転」の練習をしていると、各自の独特の運転スタイルにも気づきます。ゆっくりこわごわ運転して、同乗者をイライラさせるドライバーもいます。また信号が黄色でもアクセルを踏んで突っ走り、急ハンドルの連続で同乗者を酔わせてしまう人もいます。景色を眺めたり、食べたり、携帯で電話をしたりしながら運転する人もいれば、何があっても対処できるようにと、前方に目をくぎづけにして運転する人もいます。

マインドフルな運転というのは、リラックスしていながら注意深く集中している状態です。

私はこれを練習しながら、禅で言う「1本の真っすぐな線」に沿って進んでいる自分を思い浮かべます。これは、どれだけたくさんの角を曲がっても、ストップしたり再出発したりを何回繰り返しても、どれだけ回り道しても、いつも目的地を意識し続け、最終的にはそこにたどり着くという意味です。

深い教訓

現代人は車や電車のなかですごす時間が長いので、「マインドフルネスを練習する時間がない」という人にぴったりです。移動中で日々マインドフルネスの練習ができ、目的地にリフレッシュした気分で到達できます。ほかのマインドフルネスの練習と同様に、この練習も体と脳と心全般に関わります。**マインドフルネスの練習はすべて、その基本に「自分は変わりたいと思っているか？」という問いがあります。**マインドフルな運転をするためにも、運転の習慣を変える気持ちがなくてはなりません。

人はふつう、何かうまくいっていないときにしか、習慣を変えようとしません。スピード違反で高額の罰金を取られたりすると、その後は制限速度を守って運転するようになります。でも、マインドフルネスの練習は、それとは違う理由で変化を要求します。「どんなことが起きるか知りたい」という好奇心と言ったらいいかもしれません。変化することによって、より大きな自由と幸福につながるからです。

私は以前、禅の研究生の車に乗せてもらったことがあります。そのとき、彼の運転のしかたに意識を集中しました。彼はすぐに「どんなことに気がつかれたのか、どこを変えるべきかおっしゃってください」と言いました。彼は私の助言をそのまま受け入れてくれ、今では理想的なドライバーです。

こういう姿勢が真の学ぶ者の姿勢です。すべての出会いを、人々の益となるように自分を変える機会ととらえるのです。

おだやかで満ち足りた生き方をするためには、暮らしのすべての側面をチェックしてみる必要があります。どんな部分にどんな習慣が根づいているでしょうか？　よくない習慣が見つかったら、1つずつ捨てていきましょう。

「いつか誰かが、あるいは何かが突然現れて、自分の人生を変えてくれる」と思っている人が多いのですが、幸福がどこか外からやってくるのを待っていたら、大事な人生を無駄にすごすことになります。**おだやかで満ち足りた気持ちというのは、自分のなかにもともと備わっているのです。**マインドフルネスはそういう生き方に真っすぐに導いてくれます。

自分を
変える
言葉

真の変化を起こすことは容易ではない。それは、呼吸のしかた、食べ方、歩き方、運転のしかたなど、ささいな行動を変えていくことから始まる

WEEK 47

「食べるもの」に思いをはせる

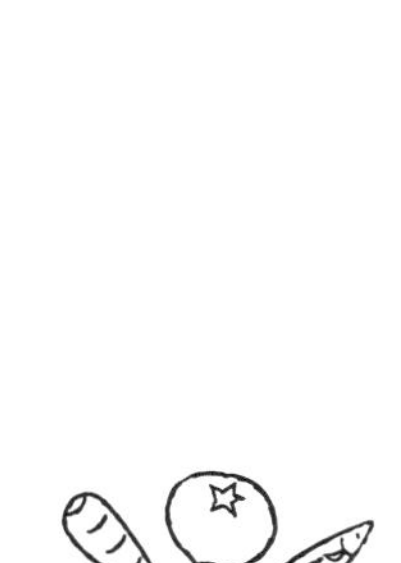

どんな練習?

何かを食べるときに、その食べ物や飲み物に思いをはせましょう。映像を巻き戻すようにその生い立ちをさかのぼります。存分に想像力を働かせてみてください。

その食べ物はどこから来たのでしょう? あなたのお皿に載るまでに、どれだけの人が関わっているのでしょう? 畑に苗を植える人、草取りをする人、収穫する人、トラックに乗せて運ぶ人、工場の従業員、販売する人、レストランの料理人、あるいは料理をしてくれた家族の誰か。食べ物を口に運ぶ前に、さまざまな人たちを思い浮かべて感謝します。

取り組むコツ

「食べ物について考える」と書いたメモをふだん食事をするところに貼っておきます。

この練習による気づき

うちの寺院では、食事の前にこんな内容の言葉を唱えます。

「この食べ物をもたらしてくれた人たちの努力を思い、これがどのようにここに来たのかに思いをはせましょう」

ただし、食事のたびにこの言葉を機械的に唱えていると、単なる習慣になってしまいます。そうなると、実際に食べ物に関わるすべての人に思いをはせているわけではありません。せいぜい食べ物がおいしいときに、何となくキッチンのシェフを思い浮かべて感謝するくらいです。ですから、意識的にこの練習をすることが大切になるのです。

私たちはこの練習を、「マインドフルに食べる練習」の一環としてしばしば行ないます。それによって、料理人、レジ係、商品を棚に並べる人、配達するトラックの運転手、工場でパッケージ詰めする人、農家の人など、**どれほど多くの命のエネルギーが、自分の食べているものに注がれてきたかを、心のなかの目で見るようになります。**

まだ子どもたちが小さかった頃、私たち家族は食事の前に2、3分、「どんな人たちの手をへて、この食べ物がここに来たのか」に無言で思いをはせることを習慣にしていました。その頃は大都会に住んでいて、子どもたちは、食べ物と言えば、新鮮な野菜でさえもたいていはスーパーのどこかで魔法のように作られているのだと思っていたからです。

深い教訓

食べ物について深く思いをはせると、自分が数えきれないほど多くの命のエネルギーに依存しているのだと気づきます。

たとえばシリアルに入っている、ひと粒のレーズンのことを考えてみましょう。自分の手もとに来るまでにどれだけの人の手を経ているでしょうか？　ブドウの木を植えた人、剪定《せんてい》した人、周りの草を取った人など、少なくとも数十人が関わっているでしょう。さらにさかのぼれば、地中海沿岸におけるブドウの栽培を支えてきた人はどれだけいるかわかりません。人間以外の生物まで加えれば、ミミズ、土中のバクテリア、カビ、ミツバチなど、無数の命のエネルギーが、そのひと粒のレーズンに流れ込んでいると言えます。そしてそれらのエネルギーが、最終的に私たちの体の細胞の命となります。

これを実感することは、**「共生」の真の意味を、魂で深く理解すること**です。私たちは、食べたり飲んだりするたびに、数えきれないほどの生き物の命と一体になります。命は死んで、私たちの体に入り、再び命となります。これを繰り返して私たちは生きています。そして死ねば、すべてのエネルギーをまた世界に還します。体は分解して拡散し、また別の新しい命の形で蘇るのです。

食物をもたらしてくれる多くの人に、どうやって報いたらいいのでしょう？　お金ではどうにもなりません。レーズン作りに関わってくれたすべての人に、お礼として1ドルずつ払ったとしたら、レーズンは王侯貴族の口にしか入らないほど高価なものになってしまいます。せめて私たちにできることは、ありがたさに気づいて敬意を表することくらいです。食べ始める前に、マインドフルな瞬間をもち、その人たちの労働に対して感謝しましょう。

禅の師であるティク・ナット・ハンは次のように語っています。

「マインドフルネスを修行している人は、みかんを見ても、ほかの人たちに見えないものをそこに見出す。みかんの木、咲き誇るみかんの花、みかんの木に降り注いでそれを育む日光と雨を、そこに見る。深く見れば、みかんの存在を可能にしている無数のものが見え、それらが互いにどう関わっているのかが理解できる」

自分を変える言葉

「食べる」というのは、たくさんの生き物の命のエネルギーを取り込むこと。その恩に報いる最良の方法は、食べるときに、意識を完全にそれに向けること

WEEK 48

光を意識する

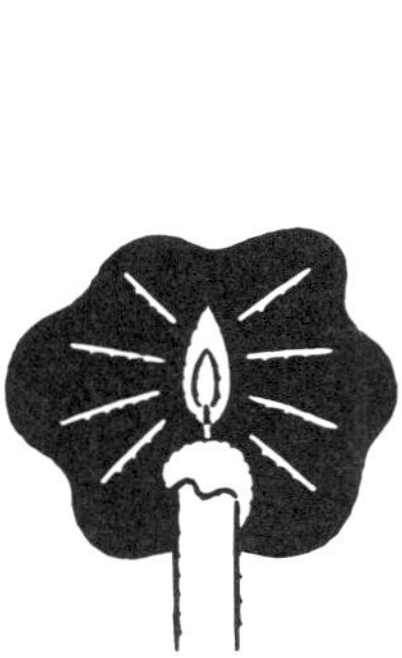

どんな練習?

いろいろな光に注目します。明るい光、ほのかな光、直接光、反射光など、光への気づきを広げます。

取り組むコツ

「光」と書いたメモか、光る電球のイラストを適当な場所に貼っておきます。電灯のスイッチの近くにも貼りましょう。

この練習による気づき

この練習をすると、いつの間にか気にもとめなくなってしまったものが、マインドフルネスによって再び見えるようになることが実感できると思います。

現代社会では、光があることは当たり前になりました。しかし、20世紀後半に自由に使えるようになるまで、電気は貴重なもので、神聖なものですらあったのです。

私たちの田舎の寺院では、冬の吹雪の時期には、停電することがよくあります。ろうそくや灯油ランプのわずかな光で、料理をしたり本を読んだりするのですが、そんなときには、釈迦が「人に惜しみなく分け与えるべき基本的なもの」のなかに、水、食べ物、衣服、宿、交通手段に加え、「光」を含めたわけがよくわかります。吹雪が収まって電気が復旧すると、あらためてそのありがたさを感じます。でもそれも数時間のことで、その後はまた、電気があって当たり前という感覚に戻ってしまいます。

停電を経験したあと、私たちの別のグループが、これに似た練習を行ないました。電気のスイッチをつけるたびに、みなが感謝の気持ちでそれに注目するのです。頭のなかで、電子の流れを電球からさかのぼってたどります。家のなかのコード、屋外の電線、変電所、発電所を通り、発電のエネルギーである石炭や石油や天然ガスにたどり着きます。そして古代の植物や動物の体がそれを生み出してくれたのだという事実にまで到達すると、感謝の気持ちが湧いてきます。みなさんも今ちょっと手を止めて、電気や電灯の奇跡を思ってみてはいかがですか?

電灯の光のおかげで、私たちは、陽が落ちたあと何時間も、学び、遊び、読書、研究、芸術活動などを続けることができるのです。

光はまた、人の感情にも影響を与えます。明るい蛍光灯の光と、揺らめくろうそくの光とでは、異なる雰囲気が醸し出されます。冬になって日が短くなると、うつ状態になる人もいます。光はエネルギーや創造性を生じさせるようです。

アラスカでは冬に太陽の光がごく限られると、人々は家に引きこもって不活発になります。逆に夏に太陽が沈まなくなると、人々は生き生きして躁状態になり、睡眠時間も少ない時間で足りると言います。

したがって、**光には治療効果もあります。単なる季節的なうつに対しては、光が薬物同様の治療効果を上げることが確認されています。**

「太陽をいっぱいに浴びて、あらゆる生物が太陽光のエネルギーに依存していることを意識できたのはとてもいい気分だった」と報告する人が多いですが、最近は太陽の光を嫌悪する気持ちに気づいたという人たちもいます。日焼けサロンや太陽光が皮膚がんの原因になり得るという警告が、盛んになされるようになったからです。

太陽光に対する恐怖によって、「ビタミンD不足」というひと昔前の健康問題が、再び頭をもたげています。医師たちは最近、少なくとも1日15分、直射日光を浴びるようにアドバイスしています。日光にはビタミンDの生成を助ける働きがあるからです。

この練習をすると、**自分の目を「光を集めて取り込む働きをする臓器」として意識するようになり、視力を与えられたことをあらためて感謝する人たちもいます。**

ある人は「色の美しさも宝石の美も、光あってこそなのだと気づいた」と言いました。運転しているときにそれに気づいたのだそうです。「信号機のライトが多色のオパールのようにきらめき、対向車線のヘッドライトの流れが一連のダイヤモンドのように、前を行く車のブレーキランプが光るルビーのように見えた」と言います。

深い教訓

光に意識を向けると、光はあらゆるところにあることに気づくと思います。太陽光、人工の光、明るい光、かすかな光、直接光、反射光、白色光、さまざまな色の光。葉を通して差し込む日光はそれを翡翠《ひすい》色にします。屋内に差し込む光は、床をゆっくりと移動し、地球の動きを示します。光は空をいっぱいに満たし、雲や地球の陰になっていても、私たちのもとに届きます。

光を意識するようになると、影や闇に対する意識も高まります。光はとても安価で、どこでも手に入るので、私たちはもはや闇のなかを探索することはありませんが、闇のなかには思いがけないところに光があります。

夜、懐中電灯をつけずに森のなかに入っていくと、多くのかすかな光を見出すことができます。これをすると、視覚だけでなく聴覚、触覚、嗅覚などほかの感覚も開かれます。足の裏の感覚だけでも、森の道をたどっていくことができるのです。

闇と光は、一見すると正反対のようですが、実際にはどちらも互いを含んでいて、依存し合っています。現代の人々は暗闇を恐れるのか、家のなか、街路、オフィスなどで、ひと晩じゅう灯りをつけっぱなしにします。だから、星の光も見えません。光は「よいもの」として、闇は「悪いもの」としてとらえられることが多いのですが、闇が存在しなかったら、私たちは目も体も休めることができません。

瞼《まぶた》の裏にある「暗闇」を意識してみてください。それが完全な闇ではないことに気づくでしょう。そこは光と色の動くパターンで満たされています。

興味深いのは、この練習をすると、科学的知識を無視して、まるで光が物体から発していいるかのように思えてくることです。禅にはこういう言葉もあります。

「すべては、それ自体の光をもっている」

この言葉の意味を考えることは、**それぞれの人やモノがこの世にもたらしている特別の光**

に気づくことでもあります。

光は、また希望の象徴でもあるようです。キリストはこう言いました。「わたしは世の光である。わたしに従う者は暗闇のなかを歩かず、命の光をもつ」

釈迦の教えは闇のなかに光をもたらし、人々が真実を自分の目で見ることができるようになったと言われます。釈迦は臨終に際し、弟子たちに「自燈明《じとうみょう》」という言葉を残しました。各人が自らの心の光で真実を見つけるように、という意味です。

また、伝統的チベット仏教の教えでは、「私たちの思考や感情の背後にある基本的な意識には、3つの特質が備わっている」と言います。「境界がないこと」「はっきりしていること」、そして「明るいこと」です。基本的な意識の明快さというのは、訓練された心は、レーザー光線のように迷いを突き抜けてものごとの本質を照らす、という意味です。

自分を
変える
言葉

誰もが自分自身の光をもっている。あなたの光はどのようなものだろう？
それを使って、世の中にどんな恵みを届けられるだろう？

WEEK 49

「お腹の空き具合」を意識する

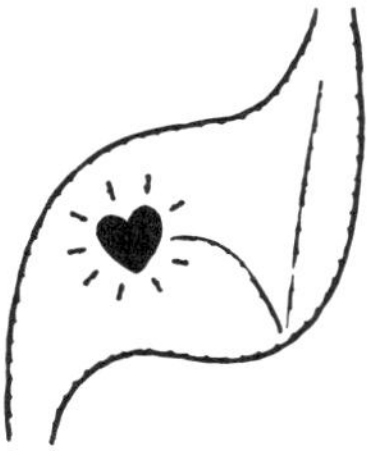

どんな練習?

お腹のあたりの感覚に意識を向けます。「食事の前」と「あと」にこの部分を意識しましょう。「空腹のとき」と「満腹のとき」、お腹はどんな感じを伝えてきますか?

取り組むコツ

「お腹」と書いたメモか、簡単なお腹の絵を、食事をする場所などに貼っておきます。

この練習による気づき

今回の練習も含めた「マインドフルに食べる」の研修では、参加者たちに、お腹からのシグナルに注意を向けるように言います。「どうしてお腹が空いているとわかるのか?」という問いを考えてみます。そして、食事の前、半分ほど食べたとき、食べ終わったときの、お腹の感じをチェックします。多くの人が、自分は今までお腹の感じをほとんど気にしていなかったと気づきます。私たちは、お腹がグーグー鳴るとき、空腹でたまらないとき、食べすぎて苦しいときなど、何か極端な状態のときにしか、お腹を意識することはありません。

この練習をして、食事をする前の「お腹の空き具合」に注意を向けるようになると、お腹が空いていなくても、出された料理をすべて食べてしまうことがあると気づきます。単に、正午や午後6時になったというだけの理由で、食事をしてしまうのです。

コロンビア大学の研究者たちによれば、**肥満傾向にある人たちは、お腹のシグナルを無視して、食べ物がおいしそうだとか、食事の時間だというような外的要因に促されて食事する傾向が非常に強い**ことがわかったそうです。その実験によると、実際にはまだ午前10時なのに、時計を12時にしておくと、肥満傾向の人たちはランチを1食分食べてしまうけれど、標準体重の人たちは全部食べないそうです。外的要因よりも、内的なシグナルの「腹具合」に合わせるからです。

慢性的に食べすぎの人や過食症の人たちは、「お腹がいっぱい」という体のシグナルを受け取ることを拒否します。そして、それを続けているとシグナルの力が弱まってきます。この人たちは、シグナルに「耳を傾ける」ことをあらためて学び直さなければなりません。

沖縄の人たちは、世界でも長寿で有名ですが、彼らは「腹八分」という言葉をよく使います。その意味は、「お腹が8割方いっぱいになったところで食べるのをやめる」ということです。この8割が、健康を維持します。残りの2割まで食べていたら、医者の家計の維持に貢献するだけです。お腹のシグナルを食事中に何度かチェックする習慣がつくと、いつもより少ない量を食べたところで十分に満足していることにきっと気づくはずです。

マインドフルに食べる練習は、各自の体に備わっている叡智に注意を向けることを教えてくれます。なかには、早朝にはお腹はリラックスしていて、午前10時、11時になるまで空腹を感じないと気づく人もいます。多くの人は、これまでずっと午前7時に朝食をとってきたと思います。子どもの頃、「朝ご飯をしっかり食べないと学校でちゃんと勉強できない」と言われて育ったからです。

しかし彼らは、体が空腹のシグナルを発するまで待ってから朝ご飯を食べたほうが、エネルギーレベルも保たれ、精神も明晰でいられることを発見しました。しかも遅めの朝食では、いつもの甘いシリアルやシロップのかかったパンケーキではなく、野菜やスープが食べたくなるというのです。一方、小鳥のように朝早くちょっぴり食べ、少量の食事を何度もとるほうが調子がいいと気づいた人たちもいます。人には、それぞれ最適の食べ方があるのです。

深い教訓

マインドフルに食べる練習では、レーズンひと粒とかイチゴひと粒など、何かをひと口だけ食べるというものがあります。それをゆっくりゆっくり、意識を集中して食べるのです。その後、お腹の感覚をチェックしてみると、完全に満ち足りているので、みな驚きます。「たったひと粒のレーズンで、なぜお腹がいっぱいになるのだろう？　今までレーズンを1つだけ食べたことなどなかった！　今まで何で気づかなかったのだろう？」

「お腹がいっぱい」という感覚の一面は、身体的なものですが、そのほかにもっと重要な側面があります。それは、**心の「満足感」です。これは、口に入れた食べ物の量と関係がありません。食べているものをどの程度深く意識しているかによります。**食べ物の色、香り、味、温度、舌触りにしっかり意識を向けると、どんな量でも、満足感は飛躍的に高まります。

「マインドフルに食べる」のワークショップに参加したある女性に、その2年後に会ったことがあります。何と彼女は20キロ近い減量に成功していました。「何をしたのですか？」と尋ねると、彼女はこう答えました

「なぜ食べるのかと自問してみたのです。その結果、体にやすらぎを感じたくて食べてしまうのだとわかりました。そこで何を食べるときも、マインドフルに食べるようにしたのです。食べているあいだ、ひんぱんに自分の体の感覚をチェックしました。そして体がやすらぎを

感じたら、そこで食べるのをやめるようにしました」

マインドフルに食べると、「食べる」という経験全体や満足感に対して意識が開きます。

「不安」と「飢餓感」を混同してしまっている人たちもいます。この2つの状態は、胃のあたりが締めつけられる、頭が働かない、体が震える、頭がボーッとなるなど、感覚の多くが共通だからです。しかし不安なときに何かを食べると、落ち着かない感じはひどくなるでしょう。体の要求に反して、また不健全だとわかっていて食べることになるからです。

マインドフルネスを実践すると、「お腹が訴えていること」（まだお腹がいっぱいで、さっきのランチを消化中など）と、「脳が訴えていること」（5時までに報告書を仕上げられるか不安など）と、「心が訴えていること」（恋人が3日間旅行に行って寂しいなど）を、識別できるようになります。**自分のどの部分が飢えているのかを正しく知ることができれば、健全な形でその飢えを満たすことができます。**あなたが必要としているものは、サンドイッチの場合もあるでしょうが、愛する人の声を聴くことだという場合も多いのです。

自分を変える言葉

自分のお腹の「叡智」に耳を傾けよう

WEEK 50

「体の重心」を意識する

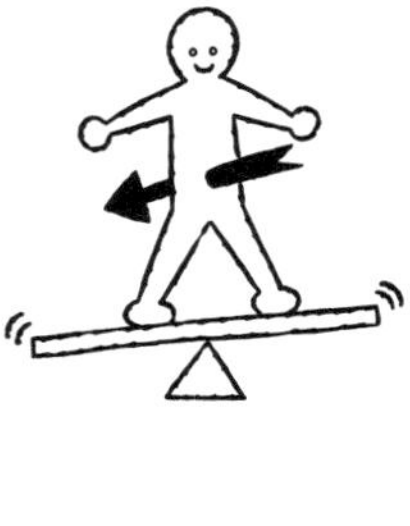

どんな練習?

自分の「体の重心」を意識します。体の重心は、下腹部の中央、おへそから5センチくらい下で、お腹の壁と背骨の中間あたりにあります。武術では「丹田《たんでん》」と呼ばれる部分です。心がさまよい出したとき、意識をこの重心に引き戻すようにします。まな板の上で野菜などを刻むときも、腹からその動作が始まり、腕を通って手から包丁に伝わり、野菜を切るというイメージをもちます。

取り組むコツ

「重心」と書いたメモやお腹に赤い点をつけた写真を適当な場所に貼ります。または、衣服の下に布などいつもと違う感触のものを巻いて、思い出します。

この練習による気づき

行動はふつう脳から始まります。脳が腕や手に指令を出し、使うものや食べるものに手を伸ばしたりもち上げたりさせるのです。体のほうは、どちらかというと受け身で、脳のなかの人形使いが糸を引いて動かしてくれるのを待っています。

しかし、禅の修行や武術の訓練では、もっと動的に統合された形で動くことを教えます。体の重心である丹田を意識して、すべての動作がそこから流れ出すイメージをもつのです。イスから立ち上がるときも、お腹が立ち上がり、体のほかの部分がそれについていく感じです。歩くときも、お腹が真っすぐに前に進んで、足は単にその下で動いているだけです。立っているときは重心を意識し、ひざはわずかにゆるめ、体重を左右の足に均等にかけます。

スポーツをする人は、体の重心を利用します。ボレーをしようと身がまえるテニス選手、ボールをもって走るフットボール選手などは、重心を低くして体をかがめています。スピードも柔軟性も敏捷《びんしょう》さも、体の重心から生まれるからです。ゴルファーは重心を軸に体をひねってスイングします。カヌーをこぐにも、お腹から押し出したり引いたりすれば、力を節約できます。

この練習をした人の多くが、安定感、バランス感、筋力が増したことに気づきます。また丹田を意識することは、精神に影響することもわかります。心が鎮《しず》まり、集中力が増し、意

識の範囲が広がります。会議や激しい議論の最中でも、お腹に意識を落とし込むと、そこで何が起きているのか、参加者たちがどういう状態なのか見えてきます。感覚が高まり、時計が時を刻む音や、参加者のせき払いに表れた緊張感まで気づくようになります。

この練習を続けるうちに、感情が安定してくることもわかります。**怒りなどの有害な感情が生じたときには、意識を重心に向けると、感情の高まりが停止し、やがて消失していきます。**腹が据わっている状態というのは、底に重りのあるビニールのおもちゃのような感じです。押されてもひっくり返されても、起き上がって自分を立て直すことができます。

深い教訓

体のなかで「自分」が存在するのはどこかと質問すると、西欧圏ではたいていの人が、頭部を指さします。アジアの国々では、胸のあたり（心臓）や腹部を指さす傾向があります。

私が最初に禅を習った師は、生徒たちのそばを歩きながら、「君たちは頭で理解しようとしすぎる」とよく言ったものです。誰かが頭を思考でいっぱいにして混乱していると、すぐにそれを見抜き、「意識を腹に落とせ」と言いました。次に、私がついた禅の師は、「腹のなかに、もう1つの頭があると想像しなさい」と言ったものです。そこで人の話を聴き、話し、そこから行動を起こすのです。練習38の「すべてを吸収するように人の話を聴く」も、体の中心で聴くようにするとさらに効果的です。

日本人はこの場所を大切に考えていて、日本語には腹に関する言い回しがたくさんあります。「腹が据わっている」と言えば、その人は勇気があり、高潔で、決意が固く、意志の力があるなど、よい気質をもっているということです。腹が据わっていない人は、勇気がなく決断力に欠けています。「太っ腹」とは、大きい腹という意味ですが、寛大で、人に共感でき、視野が広い人のことです。ここで言う「腹」は、体の特定の臓器ではなく、エネルギーの中心です。**腹は、常にマインドフルに意識をしていると強くなり、やがて強固で明確な存在感をもつようになります。**

この本の練習の多くが、**意識を脳や思考から体に移すことを基本としていること**に、みなさんは気づいていると思います。私たちの思考は、決して「今このとき」に関するものではありません。「今このとき」というのは、一瞬の純粋な身体的知覚でしかないからです。たとえば、目が空に鮮やかな色彩をとらえたとします。そこで思考が働き始めると、その瞬間に純粋な知覚から切り離されてしまいます。「あ、きれいな夕焼けだ。去年アリゾナで見たのもあんなだったな」と考えるとき、すでに私たちは今の色と光を経験していません。脳は経験を置き去りにして、今見たものにまず名前（夕焼け）をつけ、それからその夕焼けに関する思考や記憶や比較を生み出そうとします。

空に突然、赤や紫の光を見出したもともとの経験に比べると、思考はその楽しさにおいて、かなり劣ります。鮮やかな色をただ眺めるという自然な喜びから、私たちを引き離してしまうので、思考というのはじつに迷惑な存在でもあります。**この本質的な「かい離感」、つまり温室育ちみたいに何ひとつ直接、生の経験をしていないような感覚が、人生に今ひとつ満足感を得られない大きな原因です。**またそれがために、あらゆる刺激を「強」にしようとします。ポテトチップスの塩味も、飲み物のカフェインも、音楽のボリュームも、こうして強まっていきます。

私たちと身の周りのモノとの「かい離感」は、刺激を「強」にしたからといって埋まるものではありません。「かい離感」を生み出すのは絶え間ない思考です。私たちの司令塔を頭からお腹に移すと、何かが変わります。本質から外れた思考が湧かなくなり、意識が開きます。不快な「かい離感」が消えていきます。

自分を変える言葉

バランスを崩していると感じたら、意識を自分の重心にもってこよう

WEEK 51

「愛と慈悲の瞑想」をする

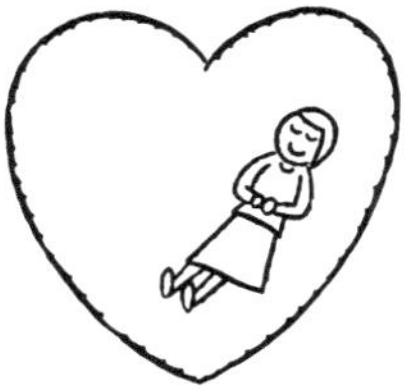

どんな練習？

今回は、自分の体に向けた「愛と慈悲の瞑想」を行ないます。少なくとも1日に5～10分するといいと思います。いつもの瞑想の時間をこれに当ててもいいでしょう。

イスに座って、ふつうに呼吸をします。息を吸うときに、新鮮な酸素と生気が体のなかに取り込まれることをイメージし、吐くときには、取り込んだエネルギーが体中に行き渡ることをイメージします。同時にこんな言葉を心のなかで唱えましょう。

「不快感が消えますように。おだやかで健康でいられますように」

慣れてきたらこのプロセスを単純化して、息を吐きながら「リラックス……」と唱えるだけでかまいません。1日のうちいつでも、体に意識が向いたとき（鏡を見たとき、体のどこかに不調を感じたときなど）ほんの短い時間でも行なうといいでしょう。

取り組むコツ

「体のための愛と慈悲」と書いた紙を、体の不調に気づくことが多い場所に貼っておきます。鏡、ベッド脇のテーブルの上、ベッドの上の天井などです。もし何か絵を使いたければ、人の体に大きな心臓を描いた絵はどうでしょう。

この練習による気づき

自分の体に向けたこの練習に抵抗を覚える人はけっこういます。どうしても、することを忘れてしまうと言うのですが、やがてその背後にある気持ちが、自分の体をあまり好きになれないことなのだと気づきます。

これまでの人生で、私たちはさんざん「完璧な体」のイメージを刷り込まれてきています。映画スター、権力をもつ男が連れ歩く魅力的な妻たち、ボディビルダー、プロのスポーツ選手たちなどに代表される完璧な体をもつには、若さ、お金、美容整形やステロイド剤などが必要だと思わされています。

私たちのごくふつうの体は、そういう人たちとは比べものになりませんから、自分の体に対するかすかな嫌悪感が蓄積していくことになります。お腹が出ている、胸が大きすぎる（小さすぎる）、足が短すぎる、髪の色や目の色が気に入らないというわけです。こういう悩みは、かつては主に女性だけのものでしたが、最近は男性でも広告に毒されて自分の体に不快感をもつようになっています。

深い教訓

自分の外観が、心のなかに住む「理想主義者」や「批評家」のメガネに適わないと、絶えずイライラしたり怒りを覚えたりしがちです。

体のどこかがケガや病気によって不自由になった場合も同様で、自分の体を恐れたり、嫌ったりすることがあります。これは体にとって決していい状況ではなく、そのネガティブなエネルギーによって病気が生じることさえあります。

体に向けた「愛と慈悲の瞑想」には、明らかな癒しの効果があります。「愛と慈悲」のメッセージを体に送っていると、体が楽になってくることに気づくでしょう。精神の緊張は体の緊張を生み、それが血流を制限して筋肉を収縮させてしまうのです。

私は年をとるにつれ、朝早く起きるのがしんどくなってきました。でも朝一番に「愛と慈悲の瞑想」をすると、すっきりします。眠りにつく前にもこれをすると、深くリラックスできます。疲れたときや体調が悪いときに行なうと、体も頭も心も楽になります。

「愛と慈悲の瞑想」を自分に向けて行なうことに抵抗を感じる人もいます。自己中心的な態度のような気がして、もっとつらい境遇の人のために瞑想すべきではないかと思ってしまうのです。

しかし、自分に向けた「愛と慈悲の瞑想」は、決して利己的な行為ではありません。ほかの人のためにする前に、まず自分のためにする必要があるからです。**自分のなかに「愛と慈悲」が満たされていれば、それは自然にあふれ出して周囲に広がっていきます。**

自分を
変える
言葉

少なくとも毎日1回は、自分の体に向けて「愛と慈悲の瞑想」を行なおう。
これこそ最高の「代替医療」である

WEEK 52

ほほ笑む

どんな練習?

今回は、ほほ笑んでください。自分の顔の表情を内部から意識します。口角は上がっていますか? 下がっていますか? 歯を噛みしめていませんか? 眉根《まゆね》を寄せていませんか? 鏡やショーウィンドウの前を通りかかったら、ちょっと自分の表情をチェックしましょう。無表情だったり、険しい表情だったりしたら、ほほ笑みに変化させます。何もニタッとする必要はありません。ほんのかすかな、モナリザのようなほほ笑みで十分です。

取り組むコツ

「ほほ笑み」と書いたメモ、あるいは スマイルフェイスの絵を、鏡、パソコン、車のダッシュボード、玄関ドアの内側、電話など、いろいろなところに貼っておきます。電話で話しているとき、信号で止まったとき、パソコンの画面上に砂時計のアイコンが出たときには、意識してほほ笑むようにします。また、瞑想をするときは、釈迦如来《しゃかにょらい》のような「インナースマイル（自分の内臓1つひとつにほほ笑みかける）」をしてみてください。

この練習による気づき

人によっては、最初はこの練習に抵抗を覚える人もいます。「いつもほほ笑んでいるというのは、ウソっぽくて不自然ではないか」と思うのです。しかし、そんな人たちも、1日に何度か鏡をチェックするとびっくりします。

私たちは、自分がまずまず感じのよい表情をしているのだと思っていますが、実際には違います。たいていは、何かが気に入らないというような、ちょっとしかめっ面で、口角が下がった顔をしています。これに気がつくと、その人たちも自分の表情をもう少しポジティブなものにしようと努力するようになります。

「ほほ笑み」に関して、興味深い研究が数多く行なわれています。どんな文化においても、ほほ笑みは幸せの表現です。また、ほほ笑みは人が生来もっているもので、習得するものではありません。赤ちゃんは、生まれて2か月もたつと、ほほ笑むようになります。生まれつき視力に障害がある子でも変わりません。目が見える子は、「お母さんの顔を見たときのほほ笑み（心からのほほ笑み）」と、「知らない人に対するほほ笑み（社交的なほほ笑み。口もとだけで目が笑わない）」を使い分けると言います。

ほほ笑みは、対人関係において強いシグナルになります。実験で、参加者にいろいろな人種の人たちの写真を見せると、**人は、人種にかかわらず、ほほ笑んでいる人に好感を抱きます。**

また、**ほほ笑みは、相手の怒りを消し去ります。**人間は100メートル先（槍《やり》を投げて届く距離）から、相手の表情が好意的なものかどうかを見分けられるのだそうです。

研究の結果によれば、ほほ笑みには健康面の利点も数多くあるようです。血圧を下げ、免疫システムを活性化させ、エンドルフィンという自然の鎮痛剤や、セロトニンという自然の抗うつ薬を放出してくれます。**いつも心からほほ笑んでいる人は、ほほ笑む習慣がない人に比べて、平均で7年長生きするそうです。**ほほ笑んでいる人は、より魅力的に、より立派に、より若く見え、周りの人から好感をもたれます。

深い教訓

ほほ笑みには伝染性があります。この研修を終えて街に出た人たちがよく不思議に思うのは、通りで出会う人や、スーパーで出会う人など、見知らぬ人たちまでがほほ笑みかけてくれることだそうです。

そのうちに、研修によっておだやかに静まった心が、自然にほほ笑みとして自分の顔に表れているのだと気づきます。ほかの人たちは、そのほほ笑みに反応しているだけです。そして相手がほほ笑み返してくれれば、こちらの気分はさらによくなります。

ほほ笑みは、ほかの人の気分に影響するだけではありません。自分自身の感情にも影響を与えます。顔の筋肉から脳にフィードバックが送られるのです。禅師ティク・ナット・ハンはこう言いました。

「喜びがほほ笑みを生むこともあり、ほほ笑みが喜びを生むこともある」

ほほ笑むと、あるいはほほ笑んでいるように口角を上げてみるだけでも、気持ちは上向きます。 顔のしわを消すためにボトックスを注入した人たちは、ほほ笑むために使う筋肉の動きが妨げられるので、ポジティブ、ネガティブどちらの感情も弱まってしまうそうです。

ほほ笑みの研究によって、顔の表情をコントロールすると、心とそれが生み出す感情がコントロールできることが明らかです。「ほほ笑みの効用」の専門家であるデール・ジョルゲンソンは次のように語っています。

「このことについて考え抜いてたどり着いた結論は、私の信じる原則を裏づけるものだった。それは、人はみな自分の運命に責任を負っているということである。私たちはよい行動をとることによって、自分の身に起こることに影響を与えられる。ほんのささいな行為でさえ、他者とのあいだに生じる経験や、相手のこちらに対する態度を大きく左右する。ほほ笑むことはその1つである」

釈迦は、いつもおだやかなほほ笑みを浮かべた姿で描かれています。このほほ笑みは人々の心を高揚させます。そしてこれは、自分を取り巻くすべての状況（死も含め）に満足している人間の、マインドフルな気づきの喜びから生まれるほほ笑みです。

自分を変える言葉

ほほ笑みが自分や周りの人にポジティブな影響を与えることが
それほど明らかならば、私たちは生涯を通して
まじめにほほ笑みの練習をすべきではないだろうか

WEEK 53

場所やモノを今よりよくして去る

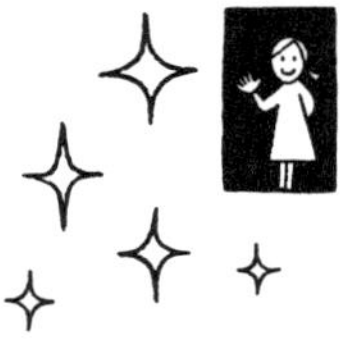

どんな練習？

これは「練習2　痕跡を残さないように暮らす」の上級バージョンです。何かちょっとしたことでいいのですが、どこかの場所や何かを、来たときよりきれいに、あるいはきちんとしてその場を去るようにします。

取り組むコツ

「来たときよりきれいに」と書いたメモを、台所、洗面所、ベッドルームなど適当な場所と、そこから出るドアに貼っておきます。

この練習による気づき

この練習をすると、多くの人が最初は「いったいどこまでやればいいのだろう？」と、とまどいます。「アパートの周りの歩道に落ちているゴミを全部拾わないといけないの？　通りも公園も？　きりがないじゃない」というわけです。

この練習は、身近ないつも行く場所で実践するのがいいでしょう。私たちにできる小さなことはたくさんあります。バス停に吹き寄せられていた新聞紙を拾うとか、キッチンのカウンターにこぼれているコーヒーを拭くとか、居間を通りかかったときに乱れたクッションを置き直すとか、公共のトイレの洗面台をさっとティッシュで拭くという程度のことです。

若い人たちのなかには、この練習をするのをためらう人もいます。「やっているうちに、自分がやるのが当たり前になって、親など周囲から当てにされてしまう」と言います。さらに、「自分でもそれをするのが当然だと思って、やらなかったときに罪悪感を覚えるようになる」と言うのです。この練習は、人の心に迷いを起こさせるようです。何人かは、この練習の哲学的意味を考えたあげく、挫折してしまいました。この、世の中をよくしようというさまざまな試みが何世紀にもわたって失敗してきたことを思い、「よくする」とはどういうことなのかなどと考えて悩んでしまうのです。

また、台所で誰かが汚した皿を見つけたときに、「本当にそれを洗うべきなのか？」と迷う人もいます。自分がそれをやってしまったら、汚した本人が気づかないというのです。でも、ある人はこんなことを言いました。

「なぜ私がやらなくちゃいけないのか、やりたくないと思ってしまったら、自分のことしか考えないことになります。ほかの人たちを幸せにするために何ができるか、というふうに考えたら、腹も立たなくなり、この練習が楽しくなってきました」

靴が乱雑に脱ぎ捨てられているのを見て、それを整理した人は、「頭のなかでものごとを判断するのをやめて、ただ行動に集中したら簡単だった」と言いました。

この練習を楽しんでやった人たちは、ほかの練習と関連づけていました。文句を言わずにきれいにするのは練習20の「否定しない」につながりますし、誰も見ていなくてもあたりを片づけるというのは、練習15の「人知れず『善行』を行なう」につながります。

またある人は、この練習を物質的な範囲にとどめず、人間関係にまで広げて実践していました。「これまでよりも関係をよくしてから、その場を去るにはどうしたらいいか？」と自分に問いかけたのです。別の人は、「心のエネルギーをよりよいものにする」という応用を試みました。**心の状態がネガティブだったり、イライラしていたり、批判的になっていると気づいたら、それをもっとポジティブなものに変える方法を探るのです。**彼の場合には、歌うことが一番効果的だったそうです。

深い教訓

この世の中をよりよくする方法は無数にあります。この練習は、身の周りの物質的な環境をよくすることから始めますが、じつはずっと広い意味を含みます。ほとんどの人は、何百万もの人たちの生活をよくするような何かを発明することはないでしょう（そしてご存じのように、そういう素晴らしい発明は――抗生物質でも、民主主義でも、動物園でも――それぞれマイナス面もあります）。しかし、この世のすべての人が、その人が存在したことによって、それぞれの小さな生活圏をほんの少しだけよくして立ち去るようにしたなら、世の中全体がどれほどよくなるか計り知れません。

禅の修行では、精神や心の状態を改善することが主眼です。多くの人は、ほかの人が汚したり散らかしたりした跡を見ると、この練習に対して怒りが生じることに気づきます。そして、**まずやらなければならないのは、その怒りを心から追い出すこと**だと気づくのです。それをして初めて、イヤな気分にならずに掃除や片づけに没頭できます。

ある人はこう言いました。

「実際の汚れだけでなく、自分の心のなかの汚れもチェックして、それを掃除するようにしました。心のなかの、決めつけ、批判、そのほか不要で役に立たない思いを捨てるんです。私と関係のある誰もが多少の恩恵を受けるので、世の中をよくすることになります」

ほとんどの人は、自分が生きたことによって、世の中をよりよい場所にしたいという真摯な願いをもっています。だから、水を汚染しないタイプの洗剤を選ぶし、スーパーにエコバッグをもって行くし、エネルギーや食物や水を無駄にしないように気をつけるのです。これらは、世界を自分たちにとっても、あとに続く世代にとっても、よりクリーンで健康的な場所にする取り組みです。

世の中をよりよい場所にする精神面での方法は、自分の心に働きかけることです。怒り、嫉妬、欲望などの好ましくない心の状態を、強い意志、他者の幸福を喜ぶ気持ち、寛大さなどの好ましいものに変えていくのです。このような変化がもたらす効果は決して小さなものではありません。それは拡散し、周りの人に影響を及ぼし、その人たちがさらにほかの人たちを変え、限りなく広がっていきます。こうして、次世代に素晴らしい遺産を残すことができます。

自分を
変える
言葉

この世の中を、自分が生きたことによって、よりよい場所にすることはそんなに難しいことではない。「親切である」という練習をすればいい

「座る瞑想」を練習してみよう

「この本では瞑想もするのですか？　マインドフルネスの練習だけでは十分ではないですか？」

こう尋ねられたことがあります。答えは、「何に対して十分と言うのか」によります。より幸せになるのに十分という意味なら、答えはイエスです。ちょっと憂うつな気分、不安でいっぱいの心、気分の落ち込み、気持ちが落ち着かないなどの日常的な問題を解消するには、これまで紹介したような「マインドフルネスの練習」をすれば十分です。

医学の研究によって、マインドフルネスを練習すると、喘息《ぜんそく》、皮膚症状、摂食障害、うつ病など、さまざまな体や精神の苦痛や不調が改善されることが証明されています。「今このとき」に意識を置き、「今このとき」を十分に生きることが、人を幸福に健康にするというのは本当に素晴らしい発見だと思います。

これまで紹介した「マインドフルネスの練習」は、瞑想を行動に移したもので、「行動に表れた祈り」とも言えます。

マインドフルネスには、もう1つの方法があります。それは「静かに座る」というもので、**「座る瞑想」**とも呼ばれます。体がじっとしていると、心もまた静まります。すると、絡み合った思考の糸の周辺にいくらかのスペースができ、人生の大事な問いを深く見つめる機会がもてるのです。

心が、いろいろな記憶や心配ごとを抱えながらも平静であれば、心の深いところを流れる叡智を洞察の形で得ることができます。この洞察には、その人の人生の方向を変えるほどの力があります。これは、「開眼」「真理の悟り」「神の声」など、さまざまな言い方で表現されますが、みな同じことです。

どんな呼ばれ方をするかにかかわらず、自分の内部でそれを体験できると、人生は大きく変わります。何が起きるかわからない複雑なこの世界で生きることにも、もはや不安を感じなくなります。誰もがこの世界で、ほかのすべての生き物と同様に、置かれた場所でありのままの姿で生きているのだとわかります。

ここでは、基本的な瞑想の方法を説明します。さらに勉強したい人は、師について習うといいでしょう。

瞑想の基本

①イスに腰を下ろすか、床に座布団を敷いて座ります。リラックスでき、しかも背筋が伸び、胸やお腹に十分に息が吸い込める姿勢をとります（座るのが困難な人は、寝たままでもできます）。

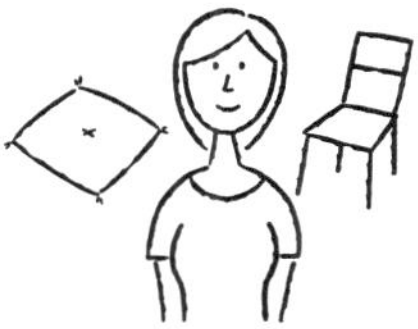

②呼吸に意識を集中します。体のなかで「呼吸を一番感じることのできる部分」を見つけましょう。呼吸を操作しようとしないでください。呼吸のやり方は体がよく知っています。単に呼吸に意識を向ければいいのです。

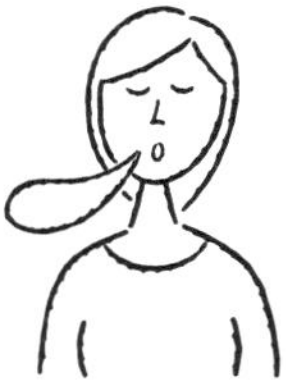

③息を吸い込み、完全に吐き出すあいだに、「さまざまに変化する感覚」に注意を向けます。そのあいだに、意識が呼吸から離れてさまよい出したら（そういうことはしょっちゅう起きます）、静かに元に戻します。

体はリラックスしていながら、すべてを意識している状態です。まるで何もすることのない休日の朝に目覚めたかのように、ただ座って呼吸をしている時間を楽しみます。

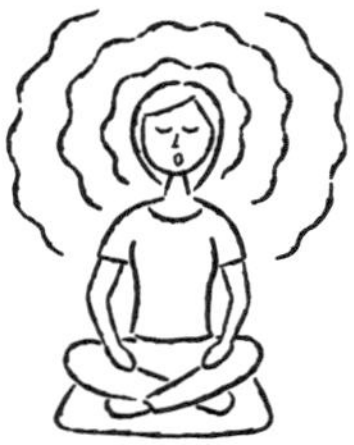

20分か30分も続ければ、1回の瞑想としては十分ですが、もっと長くやってもかまいません。シャワーを浴びるのと同じように、日々の健康習慣の1つに組み入れてしまうのが理想的です。

忙しい日などは、もう少し短くする必要があるでしょう。5分か10分でも毎日やるほうが、1か月に一度、2時間やるよりも効果的です。忙しい日には各1分が、明瞭さ、平静、効力の面で2倍にもそれ以上にも効果を発揮するように思えます。

練習の応用

本書で紹介した練習は、瞑想や思索、祈りの応用することができます。創造性を発揮していろいろ試してみてください。次は、その例です。

練習４「自分の手に感謝する」

瞑想をするあいだ、手のなかの感覚を意識します。とくに両手が触れ合っている部分に意識を向けましょう。

練習16「3回、深呼吸する」

瞑想をしながら、３回の呼吸のあいだ、意識を完全にオープンにし、何も考えません。次にリラックスして、心をさまようにまかせます。２、３分したら再び、すべての思考を取り除き、３回の呼吸のあいだ、瞑想や祈りの対象に完全に集中します。それを繰り返します。

練習23「何もない空間を意識する」

何もない空間に意識を集中します。たとえば、体のなかの空間（肺など）、部屋の空間、心のなかの思考と思考のすき間などを意識します。

練習38　「すべてを吸収するように人の話を聴く」

瞑想や思索のあいだ、はっきりした音から、かすかな音まで、身の周りのすべての音に注意深く耳を澄ませます。いつ大事なメッセージが聴こえるかわからないというように、注意深く聴きます。

練習48　「光を意識する」

1メートルか、1メートル半離れたところに、小さなろうそくを灯して瞑想をします。あるいは完全な暗闇のなかで瞑想を行ないます。

謝辞

私の禅の師である、前角博雄老師と原田正道老師に、感謝の気持ちを捧げます。封筒を開ける、お茶を入れるなどの、おふたりのふだんからの所作を見ているだけで、私はマインドフルネスについて多くを学びました。

過去20年間にわたって、これらのマインドフルネスの練習に真剣に取り組み、気づきや洞察を共有してくれた多くのみなさんにも、深く感謝しています。

また、優れた編集能力を発揮して、この本をよりよいものに仕上げてくれた編集者のイーデン・スタインバーグさんにも感謝申し上げます。

「マインドフルネス」に関連した参考図書

1　『マインドフルネス　気づきの瞑想』バンテ・H・グナラタナ著、出村佳子訳（サンガ）

2　『〈気づき〉の奇跡　暮らしの中の瞑想入門』ティク・ナット・ハン著、池田久代訳（春秋社）

3　『ブッダの幸せの瞑想』第二版　ティク・ナット・ハン著、島田啓介、馬籠久美子訳（サンガ）

4　『マインドフルネスストレス低減法』ジョン・カバットジン著、春木豊（北大路書房）

5　『マインドフルネスを始めたいあなたへ　毎日の生活でできる瞑想』ジョン・カバットジン著、田中麻里監修、松丸さとみ訳（星和書店）

6　『Mindful Eating: A Guide to Rediscovering a Healthy and Joyful Relationship with Food（マインドフルな食べ方：食べ物との健康的で喜びに満ちた関係を再発見する）』Jan Chozen Bays 著（本書著者）（Shambhala Publications）

監修

石川善樹（いしかわ　よしき）

予防医学研究者。医学博士。1981年、広島県生まれ。東京大学医学部を経て、米国ハーバード大学公衆衛生大学院修了。専門は行動科学、ヘルスコミュニケーション、統計解析など。株式会社キャンサースキャン、株式会社Campus for Hの共同創業者。ビジネスパーソンを対象にしたヘルスケア、ウエルネスの講演、執筆活動を幅広く行なっている。NHK「NEWS WEB」第3期ネットナビゲーター。著書に『疲れない脳をつくる生活習慣　働く人のためのマインドフルネス講座』（プレジデント社）、『友だちの数で寿命はきまる　人との「つながり」が最高の健康法』『最後のダイエット』（いずれもマガジンハウス）、『健康学習のすすめ』（日本ヘルスサイエンスセンター）などがある。

ジャン・チョーズン・ベイズ

小児科医、瞑想講師。オレゴン州の禅宗寺院「Great Vow Zen Monastery」の代表。本書で紹介するマインドフルネスのエクササイズはここで開発され、実践を通して改良されている。趣味はガーデニング、陶芸、マリンバの演奏。

高橋由紀子（たかはし　ゆきこ）

翻訳家。慶應義塾大学文学部卒業。訳書に、『ポジティブな人だけがうまくいく3:1の法則』（日本実業出版社）、『幸福優位7つの法則』（徳間書店）、『ネガティブな感情が成功を呼ぶ』『ポジティブ・コーチングの教科書』（いずれも草思社）、『もう、不満は言わない』（サンマーク出版）ほか多数。

心を強《つよ》く、やわらかくする「マインドフルネス」入門《にゅうもん》

「今《いま》、ここ」に意識《いしき》を集中《しゅうちゅう》する練習《れんしゅう》

2016年8月1日　初版発行

著　者　ジャン・チョーズン・ベイズ
監修者　石川善樹
訳　者　高橋由紀子
発行者　吉田啓二

発行所　株式会社 日本実業出版社　東京都文京区本郷3－2－12 〒113-0033
大阪市北区西天満6－8－1 〒530-0047
編集部　☎03－3814－5651
営業部　☎03－3814－5161　振　替　00170－1－25349
http://www.njg.co.jp/

印刷／理想社　製本／共栄社

この本の内容についてのお問合せは、書面かFAX（03－3818－2723）にてお願い致します。
落丁・乱丁本は、送料小社負担にて、お取り替え致します。

ISBN 978-4-534-05414-2　Printed in JAPAN